ストレスの心理学

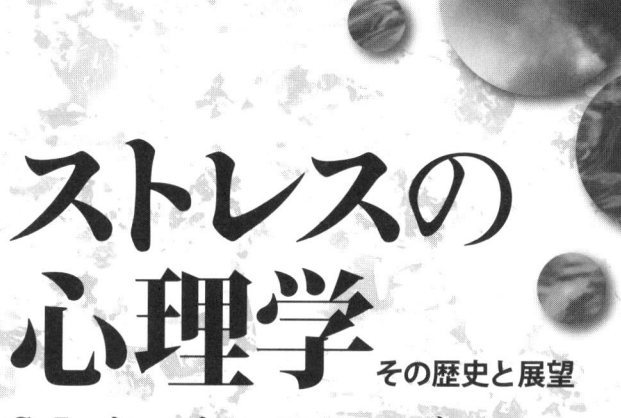

その歴史と展望

C. L. クーパー＋P. デューイ【著】

大塚泰正＋岩崎健二＋高橋 修＋京谷美奈子＋鈴木綾子【訳】

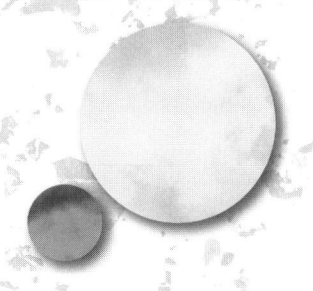

北大路書房

STRESS:A Brief History,First Edition
by
C Cooper and Philip Dewe

Copyright ©2004 by Cary L.Cooper and Philip Dewe

This edition is published by arrangement with Blackwell Publishing Ltd.,
Oxford through The English Agency(Japan)Ltd.

Translated by Kitaohji Shobo from the original English language
version.Responsibility of the accuracy of the translation rests solely
with Kitaohji Shobo and is not the responsibilityof Blackwell Publishing Ltd.

■ はしがき ■

　私たちは，この本を執筆するときに，あたかも「素人の歴史家」のように，歴史はいつも計画したとおりに描くことはできないということを考えざるを得なかった。ストレスの歴史を書いていても，そのときどきのできごとや個人の好みによって，すぐにその内容は変わってしまう。この本は，私たちの目からみたストレスの歴史を描いているので，タイトルを『ストレスの歴史（The History of Stress）』ではなく，『あるひとつのストレスの歴史（A Brief History of Stress）』としている。歴史について執筆するほかの人々と同じように，ストレスのような話題についての議論をするために，この本にどのような内容を盛り込むか，どのようなできごとが重要なのか，どのように論点を変えるか，どのようにものごとを並べるかに私たちも苦心した。私たちはまた，たんにこの本ができごとや問題を順に並べたような記述にならないようにも注意した。なぜなら，そのような内容になってしまうと，まるで歴史に一連の流れがあるかように感じたり，さまざまな考えが発展，議論，成熟し，ほかのアプローチに吸収されるように，議論の焦点が次から次へと自然に展開しているかのように感じてしまうからである。

　この本が成功した本になるかどうかは，読者しだいである。私たちは，この本を書いたことで，原典を探したり，さまざまな著者やアプローチについて学んだり，そのときどきの趨勢を理解したりすることができた。さまざまな研究者のストレスに関する見方を読んだり考えたりすることで，多くの研究者から刺激を受けたのかもしれない。結局のところ，本書，あるいはほかの多くの研究者の書には，きわめて共通した点がある。それは，自分がどのような立場をとっているかを強く主張することと，起こっていることに対して洞察を提供しようとする熱意があることである。これは，私たちが恩恵を受けているストレスの分野に貢献したすべての人々にあてはまる。

　本書のような書物を書くときには，多くの人々からの支援が不可欠で

ある。私たちは本書の内容が信頼できることを保証するが，それを可能にした原典のコピーを提供してくれた多くの人々に感謝する。また，バークベック大学組織心理学部（Department of Organizational Psychology at Birkbeck College）のロブ・ブリナー（Rob Briner）博士，ノッティンガム大学産業保健機構（Institute of Work-Health and Organizations, University of Nottingham）のトム・コックス（Tom Cox）教授，ロンドン大学キングスカレッジ（Kings College, University of London）のデイビッド・ゲスト（David Guest）教授，ロッテルダム・エラスムス大学（Erasmus University, Rotterdam）のロジャー・ウイリアムス（Roger Williams）教授にも感謝する。スウェーデンの歴史に関する資料を提供してくれたクリスチャンスタード大学労働衛生センター（Centre for Work, Health, and Organizational Learning at Kristianstad University）のスタン=オーラフ・ブレナー（Sten-Olaf Brenner）教授，クレメンス・ウェカート（Clemens Weikert）助教授にも感謝の意を述べる次第である。

         キャリー・クーパー   フィリップ・デューイ
         Cary Cooper CBE   Philip Dewe
          ランカスターにて   ロンドンにて

目次

はしがき …………………………………………………………… i

第1章　20世紀以前のストレスの歴史 …………………………… 1
1．はじめに　2
2．フックの法則と工学からの類推　4
3．18世紀とその後　6
4．まとめ：18, 19世紀からの提言　9

第2章　20世紀初頭のストレスの歴史 …………………………… 11
1．はじめに　12
2．機能主義の出現　12
3．疲労と精神衛生　14
4．心身医学とウォルター・キャノン　15
5．ハンス・セリエ　23
6．ハロルド・ウォルフ　36
7．まとめ　40

第3章　20世紀：1950年代からリチャード・ラザラスまで …… 43
1．はじめに：1950年代と1960年代のストレスの歴史　44
2．ストレスフル・ライフイベント　46
3．社会再適応評価尺度　49
4．デイリーハッスルズ，アップリフツとその後の論争　52
5．論争：ライフイベント対 ハッスルズとアップリフツ　53
6．パーソナリティとタイプA行動パターン　58
7．個人差の研究に向けて　62
8．1950年代と1960年代への回帰と焦点の変更　64

9．スウェーデンにおけるストレスの歴史　　67
10．組織心理学の起源　　70
11．まとめ　　74

第4章　リチャード・ラザラスの功績　　75

1．はじめに　　76
2．初期の研究　　77
3．バークリー・ストレス・コーピング・プロジェクト　　78
4．評定に関する歴史　　81
5．評定の性質とその議論　　85
6．ラザラスとコーピングのプロセス的観点　　90
7．ウェイズ・オブ・コーピング調査票　　92
8．ラザラスと感情研究　　96
9．まとめ　　97

第5章　職業性ストレスと産業保健心理学　　99

1．はじめに　　100
2．職業性ストレス　　100
3．役割葛藤，役割あいまいさと職業性ストレスの原因の探求　　102
4．役割葛藤，役割あいまいさ，役割過重を越えて　　105
5．初期の研究枠組みとストレインの特定　　108
6．職業性ストレスの統合モデルへ　　110
7．職業性ストレスとコーピング　　115
8．自助の時代のコーピングからストレス・マネジメントへ　　120
9．産業保健心理学　　125
10．心的外傷後ストレス障害　　126
11．まとめ　　128

第6章　ストレス研究は何を意味するのか：過去から未来へ …**129**

1．はじめに　130
2．ストレス研究は何を意味するのか　130
3．過去から未来へ　134
4．ストレスの理解に対する歴史の貢献　135
5．将来のストレス概念の探究　136
6．記述と意味の違い　137
7．なぜストレスを研究するのか：道徳的責任を果たすこと　138
8．まとめ　139

引用文献 …………………………………………**141**
事項索引 …………………………………………**159**
人名索引 …………………………………………**163**
訳者あとがき ……………………………………**167**

【編集部注記】
ここ数年において，「被験者」(subject)という呼称は，実験を行なう者と実験をされる者とが対等でない等の誤解を招くことから，「実験参加者」(participant)へと変更する流れになってきている。本書もそれに準じ変更すべきところであるが，執筆当時の表記のままとしている。文中に出現する「被験者」は「実験参加者」と読み替えていただきたい。

第1章

20世紀以前のストレスの歴史

From Early Beginnings to the Twentieth Century

第1章 20世紀以前のストレスの歴史

1. はじめに

　ストレスという概念が，過去60年にもわたって「限りない興味の源泉」（Doublet, 2000）であり続けたという事実は，その用語が何世紀とはいわずとも何百年もの間，着実に発展してきたという事実を否定するものではないだろう。20世紀におけるストレスの発見は，再発見とよべる以上のものであった（Cassidy, 1999）。ストレスの起源と意味を説明するために，研究者たちはさまざまな方法を用いている。ある研究者は，ストレスという言葉がラテン語のストリンゲール（stringere）に由来するという可能性を示唆し，いかに何世紀もの間に，英語で書かれた文献中にその言葉に似た用語が多く使用されてきたかということを調べている（Cox, 1978, p.2）。またある研究者は，この言葉の科学的な使用や研究に焦点を当て，過去50年間におけるこの言葉の意味について追跡している（Jex, 1998）。一方で，また別の研究者は，ストレスという言葉の科学的起源を，1944年のサイコロジカル・アブストラクト（Psychological Abstracts）で初めて使用されたことに求めている（Jones & Bright, 2001）。あるいは，これは受け入れがたいかもしれないが，1940年代以前はストレスという言葉は専門の技術者以外にはほとんど知られていなかったということをたんに主張する研究者もいる（Haward, 1960, p.185）。すべての研究者は，無意識的に，たんに「ストレス」という言葉がいつ普及したのかということだけではなく，誰がそれを最初に普及させたのかということについても議論しているのである（Appley & Trumbull, 1967; Bartlett, 1998; Mason, 1975aを参照）。

　ある研究者たちは，ストレスという言葉の意味が，17世紀の苦難（hardship）の考え方から，18～19世紀にはどのようにしてある種の力あるいは圧力，ストレインをあらわすようになったのか，また，圧力やストレインといった内容を意味するストレスが，いかに科学へもち込まれ，一般的に使用されるようになったのかについて議論している（Hinkle, 1973, p.32）。しかしながら，科学者と社会科学者によってストレスとい

う言葉が広められたという事実だけで，現在のような言葉の使用がごく最近になって出現したとする見方は，引用するにはいくぶん不十分な根拠であるといえる（Newton, 1995, p.50）。というのも，バートレット（Bartlett, 1998）は，ストレスが健康に影響を与えうるという考えには，長い歴史があることを示しているからである。このことは，「私たちの時代には，ストレスを理解させる権威ある社会科学者がたんに存在しないだけである」（Newton, 1995, P.50）という可能性をも意味している。もしそうであれば，この言葉の歴史的起源を討議することで，以下の点について考えることができるようになるだろう。①ストレスは私たちの時代の病理であるのか，②長い年月をとおしてその言葉の使用に整合性があったのか，③長い歴史のなかで，ストレスはさまざまな形でいつも私たちのまわりに存在してきたのか，④どんな用語を使って，人々は人間と環境との関係性を説明しようとしてきたのか（Doublet, 2000, p.78），⑤これらの問題を討議することによって，私たちはその言葉が提供する社会的な目的について洞察を得ることができるのか。

　本書では，2つの話題をとおして，ストレスの概念についての歴史的起源を検討することにする。これらは両立しないものではなく，いずれもその言葉の意味と使用に影響を与えている。第1の話題は，何世紀もの間，「さまざまな非物理的な現象が疾患の原因やそれに寄与する要因になりうるものとして取り上げられてきた」（Doublet, 2000, p.41）ということである。歴史上のさまざまな時期に，ヒステリー，激昂，うつ，神経過敏，神経衰弱，心配，心理的緊迫，緊張のような「状態」によって，疾患の原因や，疾患そのものがよりよく説明されてきた（Doublet, 2000, pp.41-79を参照）。第2の話題は，これらの「状態」によって，「個人が生活から困難な要求を受け，そのストレインに圧倒されて心理的あるいは生物学的疾患に陥る」（Abbott, 2001, p.37）ということである。現代生活におけるストレスとストレインという考え方（個人が生活のペースに対処するための能力）は，19世紀にはほぼあたりまえになっていた。さらに20世紀には，生活のペースが多くの不健康状態や疾患の根本的原因であるとみなされるようになった。これら2つの話題から，何世紀にも

わたる生物学に根ざした医学では，先述したようなさまざまな「状態」に注目して，疾患についての補足的な説明がいつも行なわれてきたことが示唆される（Doublet, 2000, p.77）。これらの「状態」あるいは説明の多くは，完全に経験的な根拠に基づいているわけではないが，人間と環境との関係性から疾患を説明しようという点に重点がおかれている。

2. フックの法則と工学からの類推

　多数の著者（Hinkle, 1973; Newton, 1995）は，少なくとも17世紀以降，「ストレス」という用語の使い方にかなりの程度で一貫性があることを指摘している。17世紀には「ストレス」は「苦難（hardship）」を意味するようになった（Hinkle, 1973）。17世紀の終わりごろ，ロバート・フック（Robert Hooke）の著作により，ストレスという用語は専門的に重要な役割を担うことになった（Lazarus, 1993）。フックの仕事は，人工的な構造物（たとえば橋）がどのように壊れることなく重い負荷に耐えられるようにつくられているか，に関係するものであった（Engel, 1985; Hinkle, 1973; Lazarus, 1999）。フックが「弾性の法則（Law of Elasticity）」をとおして私たちに教えてくれたものは，構造物に加えられた力である「負荷（load）」，加えられた力が作用している領域である「ストレス＊訳註1」，そして「負荷」と「ストレス」の相互作用から生じる，形の「ひずみ（strain）」である（Cox, 1978; Engel, 1985; Lazarus, 1993; 1999）。物理学からほかの学問分野への移行にともなう困難にもかかわらず，フックの弾性の法則におけるストレス関連用語と今日のストレス用語は驚くほど類似しており，フックの法則における用語は「ストレスは生物－社会－心理学システムに加えられた外力である」という概念で現代社会に生き残った。

＊訳註1　フックの使った「ストレス」は今日の定義とは異なる。

2．フックの法則と工学からの類推

　フックの仕事はストレスの歴史のなかでの重要なエピソードのひとつである（Doublet, 2000）。工学からの類推と機械のような身体の考えは，ストレスについての思考に大きな影響を与えたほかの2つの考えの豊かな基盤となった。最初の考えは，「もし身体が機械のようであり，機械がすり減り壊れやすいものであるなら，身体もまたそのようなものである」という推論から生じている（Doublet, 2000, p.48）。そこで，生命の消耗と破壊という身体への影響の考えがストレスの概念のなかに入ってきた（Doublet, 2000; Selye, 1956）。2つめの考えは，機械のように，身体はその機能を果たすためになんらかのエネルギーを必要とするということである。このエネルギーの量に依存して，身体は機械のように，よく機能したり悪く機能したり，あるいは止まったりする（Doublet, 2000）。このエネルギーは神経系の産物と仮定され，科学者はすぐに「神経エネルギーの枯渇（depletion of nervous energy）」，「神経の不調（disorders of the nerves）」という用語で表現しはじめた（Doublet, 2000, p.49）。

　17世紀とデカルト（Descartes）の著作はまた，ストレスそのものの概念上でなくても，少なくとも現代の多くのストレス研究者の学問分野である心理学の発展領域において，いつまでも残る足跡を残した。デカルトの仕事は，「非身体的なものである心は身体に影響を及ぼすことができる」ことを示唆することにより，心と体の関連という古くからの問題に直面していた（Hergenhahn, 1992, p.98）。何世紀にもわたって，ほとんどすべての考えられる努力は，心と身体の関連の性質をどのように説明するか（Hergenhahn, 1992），とくに，心が身体的な世界とどう相互作用するかを説明することの困難から生じた行き詰まりをどのように解決するかに向けられていた。身体的な世界には，必然的に私たちの脳と身体を含む。現在は，心と身体の問題は分解できるものではないだろう（Valentine, 1982）。おそらく私たちは，この問題についての討論において，デカルトの心身関連に対する常識的アプローチ（誰もが心と身体が互いに影響しあうという事実を心と身体で経験し，気づいている）を採用するよりほかによい方法を見いだすことはできないであろう（Hergenhahn, 1992, p.99）。

3. 18世紀とその後

　ダブレット（Doublet）が指摘しているように，18世紀は，神経異常，うつ，ヒステリーなどによって，異質な疾患を説明することが再び行なわれるようになった。この影響を受けて，当時の著述家たちは，「少なくとも3分の1の疾患は神経器官に関係する」と結論づけた（Doublet, 2000, p.49）。科学者や社会科学者もまた，生活のペースが速くなって健康やウェルビーイング*訳註2が影響を受けるようになったことをくり返し指摘してきた。そして19世紀が近づくにつれて，人間の神経系は現代生活が複雑になったことに対処するため不適応を起こしているということが恐れられるようになった（Wozniak, 1992, p.4を参照）。ヴォズニアク（Wozniak）は，このような恐怖の起源の解明を，アメリカの医師で神経系の疾患を専門とするジョージ・ビアード（George Beard, 1839-83）に求めた。ヴォズニアクは，ビアードの研究を参考にして，19世紀の生活負荷が神経系の高負荷状態を引き起こすのではないかと考えた。ビアードは，この状態を「神経衰弱（neurasthenia）」（神経系の脆弱性）（Rosenberg, 1962, p.240），あるいは「神経の摩耗（nervous exhaustion）」（日常生活から生じる要求に神経系が適応できないことによって生じる病的な不安，説明できない疲労，不合理な恐怖などによって特徴づけられるもの）とよんだ。「現代生活ではストレスやストレインが精神疾患の原因となりうる」という考え方は，19世紀ではほぼ疑いようのない信念になっているし（Abbott, 2001, p.37），神経衰弱という診断も非常にありふれたものになっている（Rosenberg, 1962, p.258）。1870年代から19世紀は神経衰弱の全盛期ともいえるが，その診断においては「期待された役割が実行できない」ということが，科学的に正しい理由として患者には説明されていた（Martensn, 1994, p.1243）。

　　＊訳註2　ウェルビーイング（Well-being）　健康・幸福・良好な状態。

3．18世紀とその後

　ビアードの仕事が重要な理由は2つある。1つは，神経衰弱に向けられる社会的な非難を避け，道徳的ではなく医学的な診断をしたこと（Rosenberg, 1962, p.253），もう1つは，これはさらに重要なことであるが，精神疾患の形成過程に社会的役割を取り上げたこと（Rosenberg, 1962, p.253）である。ビアードは，神経衰弱は特殊な社会構造の影響によって生じるものであり，電信機のように19世紀に登場した独特な産物のひとつであると考えた（Rosenberg, 1962, p.253）。神経衰弱は，その後診断としての妥当性は失われていくものの（Martensen, 1994, p.1243），20世紀初頭でも，新たなよりよい社会に生じる痛みのひとつであるとみなされていた（Rosenberg, 1962, p.257）。

　これと同じ時期（1859年）に，フランスの高名な医師であるクロード・ベルナール（Claude Bernard）は，生体の内部環境は外部環境が変化してもほとんど変化しないということを指摘した（Cassidy, 1999; Monat & Lazarus, 1991; Selye, 1983）。ベルナールは，生体の最もすばらしい特徴として，この調整機能を取り上げた。生体内部に存在するこの調整機能ないし恒常性は，内部環境（milieu intérieur）とよばれた[*訳註3]。ベルナールは，人間が自由で独立した生活を営むことができるのは，この内部環境の恒常性のためであると述べている（Selye, 1983）。内部環境の恒常性という考え方は，生体内部のあらゆるものは通常の状態を大きく逸脱してはならないという考え方に基づいている。もし大きく逸脱してしまったら，その人は病気になったり死んだりしてしまう（Serye, 1973）。ベルナールは，生存とは，外部環境の変化に適応する際に継続的な補償機能（Doublet, 2000, p.55）がはたらき，内部環境が一定に保たれること，としている。ベルナールの仕事の重要な点は外部環境の受容にあり，これは現代のストレスについての考え方を発展させている。ベルナールの

---

*訳註3　次の文献には，内部環境の模式図が掲載されている。
　Unger, R. H. 1979 Concepts of glucoregulation: from 1878 through 1978. In Robin, E. D. (Ed.) *Claude Bernard and the Internal Environment: A Memorial Symposium.* New York: Marcel Dekker.

先駆的な研究は後の研究者に受け継がれ，恒常性の維持の観点からこの適応過程を解明する研究が行なわれた（Selye, 1991）。

ベルナールの研究は生物学の機械論的な見方を反映している（Mason, 1972）。この見方に立てば，生体には何の不思議もないことになる。機械ではある部品や法則がほかの部品を制御しているため，どのような機械でもその動きは同じように説明することができる。これと同じように，機械論的な見方では人間を含んだすべての生物の行動も説明することが可能であると考える（Hergenhahn, 1992, p.17）。おそらくベルナールの考え方は生気論者（vitalist）の考え方を参考にした人々への反論なのであろう（Cassidy, 1999）。生気論者は，生命は物理化学の法則だけでは説明することができない，より高次のものだと主張している（Hergenhahn, 1992, p.213）。人間は「活力（vital force, life force）」をもっているため，機械論的な法則だけでは理解することはできないのである。ベルナールの理論が議論されているころは，チャールズ・ダーウィン（Charles Darwin）の著作によって人間の本質が解明されたり，進化についての機械論的な見方ができつつある時期であった（Leahey, 1992）。このとき，生物学や科学に対する機械論的な見方や，人間の本質についての機械論的なとらえ方が広まった。そのため，19世紀の終わりには，個人を巨大な機械のなかで働くものの集まりとみなす機械論的な考え方（Leahey, 1992, p.171）と，個人を精神的な存在ととらえる考え方との間に摩擦が生じることになった。

ベルナールは，当時のほかの研究者たちと同様，「還元主義的視点（reductionist perspective）」をとっていた（Cassidy, 1999）。還元主義とは，ある1つの事象（人間の行動）はほかの領域（生物学，生理学）の用語や法則で説明することができるとする立場である。この考え方に従えば，ある領域での現象はほかの領域での原理に還元することができるといえる（Hergenhahn, 1992; Leahey, 1992）。当時還元主義的なアプローチが採用されたことは驚くべきことではない。なぜなら，広く普及している疾病モデルでは，身体の正常機能を壊す外部要因によって疾患が発症し（Aldwin, 2000, p. 2），身体機能が正常にもどることで健康を取り

戻したと考えているからである。このような因果関係を参考にすれば，研究者たちはごく自然に身体の生理学的な構造を考えるようになるだろう。このような見方によって，今まで多くの知見が得られ，また，現在でも得られ続けている。厳密な科学に基づく疾患の把握が主流になってきたため，生理学的機能に影響を及ぼす精神，心的過程，活力などは機械論的な見方とは反対に，ほとんど目を向けられなくなった（Wittkower, 1977, p.4）。科学に客観的な機械論的手法を導入したことでさまざまな知見を得ることができるようになった一方で，生気論者の考えは普及しないばかりか押さえつけられるようにさえなった。19世紀の終わりに，心理学では意識，無意識，適応という3つの概念が取り上げられるようになった。これらの概念を一貫した心理的過程に結びつけるためには，創造的な考えや強力な個性が必要である（Leahey, 1992, p.172）。

4. まとめ：18, 19世紀からの提言

　19世紀も終わりに近づいたころ，それまでのいくつかの流れは，20世紀の発展のための土壌を形成しはじめていた。これらのいくつかは再び強調する価値がある。おそらく，最も重要なことは，さまざまな身体的でない「状態」が，何世紀にもわたって疾患を説明するために使用されてきたことである。これらは，すべて，人間と環境との関係性のある側面を説明しようとしたように思われる（Doublet, 200, p.78）。科学的手法の力を用いて，このような「状態」の重要性を信じなかった時代でさえ，20世紀のよく知られた議論と驚くほど類似した議論が行なわれてきた。先の世紀で行なわれていたようなストレスの起源についての確固とした話題とは，①「消耗（wear and tear）」という考え方，②「恒常性」という概念，③「生活のペース」の影響力，の3点である。これらの話題が20世紀においても勢力を維持するかは，これから明らかになっていくだろう。

　ほかの2つの話題は，今後のヒントになることである。第1の話題は，

科学的手法の優位性についてのものであり，「物質的なものではないので，活力は科学の範囲をはるかに超えたものである」(Hergenhahn, 1992. p.212) という信念に基づいている。それゆえ，生気論者であると疑われる者は，すべて非科学的であるとみなされた (Hergenhahn, 1992)。20世紀が近づくにつれて，科学的法則に基づき，現象の一般法則の解明を追求することが，説明力の低い個別記述的な方法（個性や特異性の追求を必要とする方法）を離れて，科学的手法を提供する唯一の方法であるとみなされるようになってきた (Blundell, 1975, p.17)。皮肉なことに，ダーウィンの貢献が大きい科学の進歩では，ダーウィン派の人々が強調した微妙な個体差は無視されてきた (Blundenn, 1975, p.18)。第2の話題ないし疑問は，いつも疾患を説明するときに用いられる「状態」または「ラベル」の違いが，社会的な目的にかなっているかということである。ポロック (Pollock) が述べているように，科学の目的は「恣意性をなくすこと」(1988, p.390) である。あるいは，なぜ人々が自分の役割を果たしたり，生活のペースに対処したりすることができないのかということについて，論理的な説明を提供することでもある。たとえば，神経衰弱という用語を使用したことによって，「家庭や職場における機能不全を示す病態」についての認識をもちやすくなった。さもなければ，この病態は非難の対象になっていただろう (Martensen, 1994, p.1243)。もし，神経衰弱が，この疾患に関わるほとんどすべての人々に何かを約束するような19世紀の偉大な診断名のひとつであったのならば (Martensen, 1994, p.1243)，このことはこれから議論する話題についてのちょっとしたヒントになるであろうか。

第2章

20世紀初頭のストレスの歴史

The Twentieth Century: The Early Years

第2章 20世紀初頭のストレスの歴史

1. はじめに

　20世紀は科学と技術の世紀であり，それは新たな発見という興奮のとどまることのない連続であった（Doublet, 2000, p.65）。20世紀初頭には，現在「ストレス」と記述される現象そのものに関する多くの研究が行なわれていた。そのなかには，人間の存在，心理学分野における機能主義の出現，職務遂行能力への関心，疲労や精神衛生学への関心，疾患の心理学的解釈などがあった。当時（20世紀初頭）は，「ストレス」という言葉は社会的にも生物学的にも不健康や精神疾患を引き起こしうるものの類似語のように使われていた（Bartlet, 1998, p.24）。そして「ストレス」という用語は，もともと使用されていた工学分野にならい，ストレスをもたらす要因とされる「ストレイン」と対にして使用されることがしばしばであった。そして，「苦難（hardship）」という観念や，有害なできごととの違いについて綿密に関連づけられた。ダブレット（Doublet）は，この用語について次のように指摘している。20世紀初頭の「工学的ストレス」とは，構造的なダメージを説明する言葉であり，医師が用いるストレス，ストレイン，不安とは，20世紀初頭の生活におけるプレッシャーがもたらす医学的効果のことである（Doublet, 2000, pp.65-8）。「困難な作業（hard work）と不安」，「ストレスとストレイン」それぞれのつながりについては，その時代の早いころからたびたび論じられるようになっていった（Hinkle, 1987）。20世紀初頭，科学者たちは，そのよび方や意味はどうあれ，人間と環境との関係について説明するという伝統的な試みに対し，新たな挑戦を続けてきた。その試みが発展して「ストレス」という概念に近づいていったのである。

2. 機能主義の出現

　心理学の方法論，概念，本質の境界線の議論が「機能主義」の登場に

2．機能主義の出現

よって発展したのもちょうど同じ20世紀初頭であった。機能主義は，「ストレスをその内容よりもむしろ機能という面で幅広い観点から心や態度について分析するもの」とされている（Reber, 1985, p.290）。機能主義は一般的にこのように考えられているが，定義づけることが難しい。「なぜ？」という疑問に注目し「心の動きや行動過程の機能」に関係するもの，とはいえる（Hergenhahn, 1992, p.329）。それは，社会的有用性に鋭敏で（Leahey, 1992, p.289），人々の日常生活に影響を与える興味深い問題部分について探求するのが狙いだった（Viney, 1993, p.284）。そして，狭義の科学的手法という概念にしばられることをよしとしなかった（Viney, 1993, p.284）。機能主義は，基礎科学に焦点を当てた心理学を捨て，事実としての発見を強調し（基礎科学），そして，その事実が及ぼす影響を理解することに努める（応用科学）アプローチに特徴があった。機能主義は20世紀初頭のアメリカでの実用主義（pragmatism）や進歩主義の台頭に後押しされていった。そして，その意義は，改革，効率，進歩とされた（Leahey, 1992, p.00）。機能主義の根底には，心理学は実践的であり重要な影響力をもつべきであるという考えがあった。その関心は「意識がすること」であり，環境の変化に適応するときにいかにそれを促進するかということであった。それは，心の調整の心理学であった。

　機能主義の学派を擁立したのは，アメリカ人のウィリアム・ジェームス（William James, 1842-1910）といわれている。しかし，その主要な主義の多くは心理学全体の形式に同化し，その特徴を失っていったようである（Hergenhahn, 1992, p.331）。機能主義は，あまりにもあいまいで折衷的であった（Viney, 1993, pp.284-5）。しかし，そこには多くの論題が見いだせる。それらの多くは応用心理学への実質的関心の急激な高まり（Viney, 1993, p.285）を説明し，現代心理学の世界の説明を助けるものである。こうしたテーマ（Hergenhahn, 1992, pp.300-1）には，個人の適応との関連性から心の機能を理解する，研究成果を個人の生活改善に活かす，そのゴールを追跡しこの方式を広める，そして心理学が違う人生を提供するなどの願いが含まれていた。これらの実用主義との違いを追求する風潮は，職務遂行能力（work performance）や疲労・精神衛生学へ

の早期の関心への豊かな土台となっていった。

3. 疲労と精神衛生

　20世紀にはいると，「個人の現代生活への不適応のサイン」（Abbott, 2001, p.41）として疲労と精神衛生の2つの概念が発達した。ニュートン（Newton, 1995, p.23）は，最もストレス理論に近づいたハーンショウ（Hearnshaw, 1987）による疲労研究であるとしている。ハーンショウによりくり返し述べられた意見は，現代のストレス説を説く先駆的なものであった。疲労研究は，職務遂行能力の科学的管理への関心をその基礎として，産業効率の問題についての心理学的回答を提供した（Newton, 1995）。第一次世界大戦勃発と戦時特需を取り巻く問題は，同様に研究者たちの関心を疲労というものに向けさせた。早い時期に，疲労とパフォーマンスの間の明らかな関連についての記述が見いだされ，疲労が産業成果に与える影響（Munsterberg, 1913, p.211）や，疲労は個人の適応だけでなく社会福祉へも直接的に影響する（Viteles, 1932, p.440）こと，個人の努力や技能にかかわらず，できるだけ消耗を最小限にするべきであること（Muscio, 1974, p.25）などが述べられている。

　疲労は，精神的にも生理学的現象にも関連すると考えられており，その精神的側面は「疲労，倦怠（tiredness）や疲労，退屈（weariness）の感覚」と記述されたり（Muscio, 1974, p.47），神経性の疲労や筋肉のエネルギー産生の結果「脳がへとへとになるような疲労」（Viteles, 1932）と記述されたりした。1920年代には，著名な雑誌での「疲労の真の意味」という議論のなかで，疲労は「疲れきった感覚」の象徴となっていった（Abbott, 2001, p.41）。それでもそこでは，やはり心理学が人々の日常生活によい変化をもたらすと述べられ，心理学がいかにあるべきかというビジョンが提示されていた。これら疲労研究の鍵としてミンスターバーグ（Munsterberg）は「心理学者は日常に起こる実際のできごとを基礎として研究を行なうべきである」と主張した（Viney, 1993, pp.267-8）。

「精神衛生学」も同様に職務遂行能力と産業効率（industrial efficiency）を基盤とした。ここで重要なことは，管理職や労働者が重大な問題を生じる前の軽い心の問題を診断し治療することだった（Rose, 1999, p.69）。このアプローチの核心には，精神衛生学により調整する社会集団に属する人を「効率的につかう」という目的があった（Abbott, 2001, p.42）。精神衛生学の発展には2つの主流テーマがあった。1つは，情動や精神の症状を最小限に抑え適応を高める職場組織の構築（Rose, 1999, p.69）である。2つめも似ているが，こちらは不適合を起こしている労働者に関連しており，最良の精神衛生状態の労働者によってのみ得られる産業効率（industrial efficiency）を低下させる労働者の軽い心の動きについてである。労働者の精神衛生に向けられた関心は，人間工学の発展を導き，最も生産的で効率的な生産過程を産みだす機器と組み合わせた労働者の心身能力に向かっていった（Rose, 1999, p.89）。そしてまた，タビストック人間関係研究所（Tavistock Institute of Human Relations）などで有名となった，産業心理学（industrial psychology）の発展をも導いた（Rose, 1999）。産業効率の要求，戦争による需要の増加，機能主義への傾倒などが疲労と精神衛生に対する注目に拍車をかけ，産業心理学分野との新しい明確な境界を示す材料を提供した。しかし，個人の幸せの犠牲なしにも産業効率を達成しうるという意見もあり（Viteles, 1932, p.18），ニュートンは，「人間性と経済性」としてこの新しい応用心理学分野と厳密な科学的管理法との区別について記述した（1995, p.52）。

4. 心身医学とウォルター・キャノン

　20世紀初めの数十年間は，革新的な医師らがこれまで何世紀にもわたって提唱し続けてきた，身体疾患における心の役割や，精神疾患の原因としての内面的な葛藤といった概念に注目が集まった（Wittkower, 1977）。この考えは，心身医学の発展をとおして一般に知られるものとなっていった。人間をたんなる生物学的有機体として扱うこれまでの研究ではも

はや疾患モデルを説明できなくなっており，こうした動きはそういった機械論的な医学の時代への反発から生じていた。それから，疾患は発病要因となるような有害な影響をもつものに対する適応反応の結果かもしれない，という考え方が徐々に広まっていった（Hinkle, 1977, p.28）。そして，人間特有の原理が医学に再導入されていった。思考・動機・情動といった概念とともに，「周囲の人々や住んでいる社会に対する人間の反応が疾患発症の重要な要因である」（Hinkle, 1977, p.28）という考え方が受け入れられていった。それまでの歴史のなかでの先行研究とともに進んできたこうした動きは，人間を人間たらしめる特質を考慮せずに健康と病気を説明する19世紀の医学から続いている還元論的視点への反発であった。そして，心身医学は改革的に動き発展していった（Lipowski, 1977, p.XIV）。

　心身医学は1920年代に出現して以来2つの主要な流れがあった（Lipowski, 1977, p.xiii）。1つは精神分析論からの流れで，無意識の葛藤を強調し，その解決のための効果的治療を行なうことを強調した。もう1つは，意識や情動のように測定できる心理的要素に焦点をあて，それらの間の例として出現，タイミング，疾患の重さなどについて検討するというものである。ともにめざすゴールは同じで，とりわけ変化や病気の影響を受けて身体機能が変化しているときの人間の典型的な過程と情動との関連と動きを明らかにすることであった（Lipowski, 1977, p.xiv）。要約すると，心身医学とは情動と疾患の関係に関心をもつ医学であった。

ウォルター・キャノンの業績

　心身医学的アプローチの先駆者の1人がウォルター・キャノン（Walter Cannon）である。彼の研究は30年も続けられた（1914, 1920, 1928, 1935, 1939）。彼はその後に続く研究者たちにとって偉大な激励者となった（Selye, 1975, p.39）。彼の示した「恒常性（homeostasis）[*訳註4]」や，「闘争−逃走反応（fight or flight reaction）」という用語は現代のストレス関連の記述にも用いられている。現在でも，彼が残したものはストレス発生機序の原点となっており，そのほかの彼の考えについても注意

4．心身医学とウォルター・キャノン

を払う意義がある。キャノンの思想については『からだの知恵』*訳註5のなかで彼自身により述べられている。ロンドン大学のスターリング（Starling）教授が1923年の講演で述べた「身体の知恵を知ることだけが，疾患や頭痛を抑え，人間の精神的ストレスを取り除くことを可能にする（Only by understanding the wisdom of the body, shall we attain that mastery of disease and pain which will enable us to relieve the burden of mankind.）」という言葉が彼を奮い立たせた（1939, p.xv）。キャノンの考えは，起こった事実とその解釈についてスターリング教授の見地と一致しており，自分の本に彼の演説のタイトルをつけることにしたのだった（1939, p.xv）。

> ＊訳註4　次の文献には，ストレスとホメオタシスの関係を表わす図が掲載されている。
> 　手嶋秀毅　1986　ストレスの生理　河野友信・田中正敏（編）　ストレスの科学と健康　朝倉書店　Pp.23-66.
> ＊訳註5　原著と邦訳は以下のとおり。
> 　Cannon, W.B. 1939 *The Wisdom of the Body.* (1st rev. ed.) New York: WW Norton and Company. 舘　鄰・舘　澄江（訳）　1981　からだの知恵―この不思議なはたらき―　講談社学術文庫

恒常性という概念を最初に提示したのがキャノンである。これは，生理的プロセスを自己統制する自律システムの関係についての概念である（Cannon, 1939, pp.xiii-xiv）。恒常性〈耐久力（Selye , 1982)〉，もしくは，一貫性を維持する身体能力については長い間生物学者に強く認識されていた。キャノンは例として，ベルギーの生理学者レオン・フレデリック（Leon Fredericq）による1885年の「生物は，不安を誘うようなものごとに対して障害を無効にしたり回復させる力を自律的に活性化するはたらきをもっている」という発表に言及している（1939, p.21）。キャノンは，憂慮される状態に直面したときの私たちの生存に関する自己調節機能については，身体が存在している流動的な基盤の状態や安定性によるものであると記述している。彼はまた生理学的活動について加えている。個人の安定状態を維持する生理学的活動はとても複雑であり，それには特

別な名前があるべきであるとして，それを恒常性とよんだ。それは静的なものを意味するのではない，とキャノンは主張し，変化するかもしれないが相対的に安定している状態を示していた。変化により脅かされたときには，調整機能がはたらき，その脅威を避けたり正常に回復するよう機能するというのがキャノンの見解であった。その機能が有効であるには，私たちの一部である個別環境が相対的に安定していなくてはならない，ということになる。この内部環境が一貫して維持されるには，外部環境に関連したすべての変化や反応について身体内部での調整プロセスが追随しなくてはならない。この調整プロセスは，交感神経の自律システムによって行なわれている。

　キャノンのこの研究の重要性は過去から語り継がれ，将来への途をひらくものである。彼は安定性を維持するための調節機能の効率に関心をもっていた（1935）。もしもこのプロセスの強さや持続力についてわかれば，ストレスがこれら調整機能の力を超えて根本的な定常状態を変化させる限界を識別することが可能になるかもしれない，と論じている。彼は（工学から類推して），そうなる「安全要因」を求めていた。工学的様式で考えてみて，私たちの身体が何十年にもわたり絶えず生活のなかで傷み，裂け壊され続けながら，同時に修復のプロセスを経て連続的に復活させられていることにキャノンは驚嘆した（Cannon, 1939）。彼は，人は頭の痛いできごとに遭遇したときに，定常状態を維持する手段をそれぞれにもっており，安定と一様性を維持する方法を学習によって得ている，と述べている。この進化した主題の主張はそこにあり，キャノンはなんらかの方法でこの調整機能はより効率的になると考えた（Cannon, 1935）。

　キャノンは同様に適応と個体差というテーマを考えた末，内部環境の安定を乱さず反応する能力とされている個人の「活力（vitality）」にも言及している。このテーマについても同様に恒常性と関連づけて発展させている（1939）。彼は，内部環境が長期安定している限り，人が苦しい強力な束縛から自由であることについて注意を向けた。「自由とは何のためか？」という問いに対して，キャノンは，自由とは「私たちの想像力，

洞察力，技能を完全に充分に発展させて表現するための」より高いレベルの神経活動である，と答えている（Cannon, 1939, pp.302-3）。そしてキャノンは，効率を分析する方法が確立できれば，人間の異なる経験が恒常性にどのように影響を与えるかを決定する枠組みができるだろうと述べている。

キャノンはまた本能（Newton, 1995）や情動の大きい興奮により引き起こされる身体変化にも関心をもっていた（Cannon, 1939）。こうした普通の反応について最も広く適用できる説明は，長い経験の末に生き残るために素早く対応するよう発達した，というものである（Cannon, 1920）。そして，特定の情動と本能的反応の間には関連性が確立されている，と加えている。また，恐怖（fear）と怒り（anger）は，行動の準備状態だとしている（1939）。恐怖は本能的な逃走に関連し，怒りや攻撃的な感情は本能的な攻撃に関連している。これは，人間が生きる努力を続けるなかで世代を超えて進化してきた感情の基本と本能である（Cannon, 1939, p.227）。この反応は「闘争-逃走反応（fight or flight response）」と名づけられた。この闘争-逃走の概念は，その後のストレス研究に重要な役割をもっていった（Doublet, 2000）。脅威や「ストレス」に対する反応のなかで，闘争-逃走反応は人が精神能力と身体能力を結集してより効果的に立ち向かえることを可能にした（Aldwin, 2000, p.27）。

キャノンはこの反応を，あらゆる身体的あるいは社会的ストレスに対する一般的な反応であると考え，すべての脅威に対して身体は（それが適切でもそうでなくても）同様の反応を示すということを信じていた（Aldwin , 2000, p.28）。キャノンは「闘争-逃走反応」についてそう説明していた（1914, p.278）。恐怖と怒りという情動は，身体の反応に対する準備状態とできごと（event）にもよるが，どちらも身体の基本的ニーズは同じで，闘争-逃走反応の結果生じたものである，と論じている。

キャノンの研究のなかで興味深いことがらのひとつに，彼がストレスについてどんな話をしていたか，ということがある。実際のところキャノンはストレス研究の歴史のなかで，「さまざまな変わった方法で」「まったくストレスを与えない」「創始者」とされている（Newton, 1995, p.19）。別のときに彼が要因としての「ストレス」や「重大な情動ストレス」について述べていたことがある（Cannon, 1935, p.7）。しかし，そのころの概念は生理学に基づいており，多くの場合ストレスとして暑さや飢え，寒さ，酸素欠乏などが考えられていた（Mason, 1975a）。ヒンケル（Hinkle）によると，キャノンはその言葉を恒常性維持機能について表現する必要があるときに準科学的な感覚で使うことを好んだようである（1973）。彼のアプローチは明らかに生物学，そして進化生物学的なものであった（Cassidy, 1999）。「情動ストレス」に関するキャノンの考えは，彼の1928年の論文 'The mechanism of emotional disturbance of bodily functions' を読むとわかる（Mason, 1975a）。

　キャノンは，医師たちの無関心と，強い科学的方法論から彼らが考えた「どんな状態についてもはっきりとした病理学的異常が見られなければ異常でないか，たいしたことではない」といった情動的要素に対するまちがった受け止め方について，この論文の最初で明らかにしている（1928, p.877）。恐怖や不安はその発生経路がわからないため，医師たちはこれらを異常とはみなさなかった，と彼は述べている。医師たちの無関心は別に驚くようなことではなく，病んだ人たちは自分の障害を受け入れてくれるところに行くものである，とキャノンは主張していた。キャノンは，生理学者として，「深い感情面での経験」にともなう生理的反応の過程についても考慮されるべきであると考えていた。しかし，感情面の経験についての研究で重要なのは，それらが要因と関係していたり，その後に起こったりと考えられていることで，「実証可能な病態」か，あるいは1つの症状が，ほかの1つのことにともなって起こったときにのみ調べられ，効果的な治療を行なえたことである（1928, p.877）。情動について生理学の面から論じた結果，典型的な反応パターンがあることから，彼は「情動ストレス」という概念が最も適当であると1928年の論文に書いている。キャノンは，医師は人間の身体の機能と障害の要因に関心があるのなら，「情動ストレス」やそれにいかに対処するかについても同じくらい関心をもつべきである，と主張している。「この分野はこれまで充分に研究されておらず，多くの研究課題がある。そして，すべての

分野の医学専門家にとってこれほど有用な研究の機会を提供し魅力的な研究分野はない。心からみなさんにすすめたい」とキャノンは述べている（1928, p.884）。

キャノンは同様にまた，「生物学的恒常性と社会的恒常性の関係」についても関心をもっていた。彼は，安定の一般原則が社会にも適用されるかどうかに興味があり，身体が脅威に備える方法を考慮したうえで企業や家庭などの社会の組織構造について研究することは有益であるかもしれないと考えた（Cannon, 1939）。キャノンにとって，流動的な基質にしっかりと対応している社会の特徴は流通システムの異なる局面と認められた。このシステムの安定性は，「絶え間ない作業が確実に行なわれていること」と「絶え間ない労働の補償」によるもので，「厳格で固定された社会システム」ではなく，常に人々のニーズに対応した供給を保障できるような順応性のある生産システムや流通システムによる（1939, p.315）。キャノンが個人の成長発達についてまた考えるのはこのときであった。人々が不安定な社会システムのなかで苦しむということは，それをよくする方向に注意が向けられた結果である，ということが重要であると彼は示唆している。

キャノンは社会的な恒常性は生体恒常性の維持を支援すると考え，「社会的恒常性は，危険を冒したり何かを達成するときの最も高度な神経活動を助けるだろう。不可欠なニーズを確信したことで，貴重な非本質的なものについても自由に探求できた」と書いている（1939, p.323）。

キャノンの研究は明らかに心身医学の流れのなかの改革主義者の思想を反映している。彼の「恒常性」という概念は70年前の「内部環境（milieu interiéur）」に似ており，それはストレスの概念化を可能にした（Doublet, 2000, p.71）。ダブレットは，「恒常性」がなければ，ストレスの概念は必然ではないであろうと述べている（2000, p.71）。内部環境は調整を行ないながら維持されているという，闘争−逃走反応とあわせた彼の恒常性の説は，その後に続く研究者たちにとって出発点となっている。しかし一方で彼の研究に対する批判もあり，それは3つに分類される。第1に，恒常性の本質に関連したことであるが，これは批判という

よりむしろ明確な意味についてである。最初にすべての問題が解決しているのかを明白にする必要がある。恒常性とは、「生体の指向するただの傾向であり、またそれは決して達成はされない」ということが前提である（Howerd & Scott, 1965, p.145）。第2に、恒常性は相対的に考えると最もよく理解できるが、ある環境での均衡について別の環境での均衡にも注意を払って観察したところ、ある環境での均衡のみがよくなっていた（Howerd & Scott, 1965, p.145）。ある領域での均衡を維持するために別の領域の均衡が犠牲となるようなことはないのだろうか。第3に、恒常性について考えるときには、不均衡状態に陥っている個人の問題解決能力についてとりわけそのような環境での解決能力を簡単にテストすることに注意が必要である（Howard & Scott, 1965）。

　キャノンの考え方に対する2つめの意見は「生物学的な本質」と「社会のなかでの絶え間ない努力」についてである（Newton, 1995, p.22）。ニュートンは、ストレスの生物学的本質について2つの見解を示している（1995）。1つは「ストレスの責任は自分自身にある」というもので、もう1つは本能的な適応を除いては「多分それに対して私たちができることは何もない」ということである（1995, p.23）。後者は、闘争－逃走反応に関連した展開した概念に関係する指摘である。もともとの本能的な反応とは、現代社会においては適切な反応とはいえない。私たちの技術や社会は発展したけれども、私たちの本質は現代社会の問題に対応するために充分といえるような発達をしていないのである（Newton, 1995, p.22）。ニュートンの考え方は明確で、個人はその適切ではない資質をもって仕事に向き合い問題に対処しなくてはいけない、ということが有名なストレスの論文のなかに書かれている（1995, p.23）。最後の問題は、キャノンの「身体の知恵」という観念に関する批判である。キャノンの考えは、身体の調節機能というのは、「身体はそれ自身の健康のための行為者である」（Doublet, 2000, p.152）とか「自己理解力や自己治癒力」（Sullivan, 1990, p.494）のような、知恵か自己知識というものを必要とした（Sullivan, 1990, p.493）というものである。しかし、これらは身体は本能的に反応するというキャノンの考え方に反しており、また、それら

の本能的な反応というものが知識や分別を示していると判断できるかどうかは疑わしい。さらに，身体が潜在意識下で自身の状態を監視することができるという仮定にも疑問が残る（Doublet, 2000, p.153）。キャノンの研究について議論が続くなか，その後のストレス理論は恒常性や身体の補償的な活動といった面で，目に見えたり見えない形で彼の研究に依存している。これは，彼の発想力とそれが急速に発展しているこの分野に与えた首尾一貫性によるところが大きい。

5. ハンス・セリエ

　ストレス研究の分野においてのハンス・セリエ（Hans Selye）の貢献はまちがいなく大変に重要なものである（Mason, 1975a）。彼の研究は生物学と医学に対して並外れた影響を与え，学級的な騒動と論争の兆しをみせていた（Mason, 1971, p.323）。彼は「ストレスの執行人（celebrant of stress）」とよばれ（Newton, 1995, p.19），ラザラス（Lazarus）は，セリエほどストレス理論や研究に影響を与えた人物はいない，といっている（1977）。しかし，彼が「ストレス」を発見したと認められるだろうか。この真意に近づくための一番単純な方法は，その歴史のルーツを探究することであろうと彼は述べているが，それにはどこから始めたらよいかが難しいと加えている。自然な出発点はストレスを発見することだと思われたが，ストレスはその概念の意味を認識していなくても常に私たちとともにあるものであり，簡単には進めないと考えられた。これは多分あらゆる基本概念についていえることであるが，「発見」を認めるということは簡単ではない（Selye, 1956, p.5）。

　そして，発見というものは視点と程度の問題であると論じている。私たちがあることについての発見者として1人を選ぶ場合，それはたんに私たちにとって彼がほかの人たちよりもより多くを発見している，ということを意味する（1956, p.5）。それに加えてセリエは，発見とは最初に何かを見つけることではなく，既知の知見と，未知の科学的要素の発

見をしっかりと結びつけることであるといっている（1956, p.6）。ならば，セリエの研究はそれまでさまざまであったストレス概念を使用できる理論として結びつけたもの，といえるだろう。彼にとってそれは発見の本質に匹敵した。「発見する（discover）ことは知る（see）ことではなく，よく見て知って，それを永久に続けるような充分な発掘をすることである」（1956, p.38）。これは，彼自身に向けられた言葉に違いない。セリエは強く力説した。彼が発見し明らかにしたもの（Selye, 1975）は，ストレスではなくストレス症候群であった。セリエによる貢献は，非特異的反応パターンという現象の存在を明らかにしたことである。彼はそれが自分の最初の貢献であるといっている。

非特異性という概念

　セリエは意義のある達成を目標とした。彼にとって重要なことは，「自己訓練についてデータを収集し，この分野で必要な科学的厳格さを極めること」だった（1979, p.21）。「私は生涯で，ストレスをよりよく理解する，ということを達成したであろう」と彼は自伝のなかで述べている（1979, p.22）。彼は，ストレス学説が生き残り発展していけるまでの成熟レベルに達することをめざして研究人生を費やした。セリエのたどった途にも論争がなくはなかった。彼の理論の「成熟度」には疑問が残る。セリエの考えがなくても，ストレスの概念の永続性に違いはなく，何が確実で正しいかについて探求し続けることでいずれ成果が得られたであろう（Mason, 1975a, p.6）。セリエの研究は，第二次世界大戦前後の２つの時期に分けられる。大戦前はすべての始まりであったが，大戦後はその発展と適応症候群（adaptation syndrome）に関する議論に移っていった。

　1926年（医学部２年生），セリエはどんな場合でも身体が示すいくつかの決まった反応があることに注目した。あらゆる種類の疾患に苦しんでいる人々がこんなにも同じ病状を示すのはなぜなのだろう，と彼は疑問をもった。これが，セリエが「まさに病気である症候群*訳註6」について考え始める科学的基本となった（Selye, 1956, p.16）。そして彼が理解で

きなかったのは，医師が「まさに病気である症候群」に注意を向けることをせず，それぞれの病気の特定と治療に力を注いでいることだった（Selye, 1956, p.16）。しかしこの考えや疑問はその当時のもっと差し迫った問題のために当面の意義を失っていった。

> ＊訳註6 「まさに病気である症候群（the syndrome of just being sick）」の初出の原著と邦訳は以下のとおり。
> Salye, H. 1967 *In Vivo: The Case for Supramolecular Biology.* New York: Livesight Pub Co. 細貝東一郎（訳） 1997 生命とストレス―超分子生物学のための事例 工作舎 p.29.

10年近く経過した1935年，セリエと彼の共同研究者のトム・マッコーン（McKeown）の前にそのときと同じ問題が浮上した。それは彼らの実験研究のなかで現われた。実験中に起こる現象はまったく非特異的あり，その実験はほかの研究のためのものだったので，そのときはほとんど興味がなかった。しかしながらセリエとマッコーンはこの現象の説明に挑み，なんらかの形で「非特異的ストレス」（Selye, 1952）が現われた，と表現するのが最もよいだろうと結論づけた。これが，非特異的な緊張状態として「ストレス」という用語を使い始めた最初だった。しかしこの研究や「ストレス」という用語の使い方はほかの研究者たちには受け入れられなかった。この研究が「妊娠したラット胎盤の生理学的研究」という論文末尾の補遺として書かれているのは驚くことではない（Selye & McKeown, 1935）。セリエが述べているように，「非特異的ストレス」に注目させるのにはこのタイトルは適切ではなかった（1952）。しかし，彼の「ストレス学説」とストレスという用語の使い方は別のところにあった。

セリエが再びストレスの問題に直面するのは1935年のもう少し後のことだった。彼は新しい性ホルモンが発見されると考えていたが違っており，それまでの検討について再度考えることになった。もしセリエが考えるように，さまざまな変化に対するいくつかの非特異的反応の種類があるのであれば，それ自身が価値ある研究である。そして，セリエにと

ってこのような反応を解明することが別の新しい性ホルモンの発見よりもはるかに重要に感じられてきた。初めのころ彼が考えていた「まさに病気である症候群」を思い出したのはそのときであった。そして，彼はその後の研究生活を「非特異的症候群（non-specific response）」の研究に費やすことに決めたのだった（1952, p.29）。そしてこの決心に対して一度も後悔したことはない，と付け加えている。「汎適応症候群（General Adaptation Syndrome）」の概要は，1936年に初めてネイチャー（Nature）に掲載された。しかしこの論文の発表のときは，彼が用いている意味の「ストレス」という用語は使わなかった。世論の反論やあまりに多すぎる批判が，彼に「ストレス」という用語の使用を諦めさせた。セリエは，意味についての議論で本来の問題が見えなくなってしまうことをよしとしなかった。そこで，彼は「ストレス」の概念がもっと理解されるようになるまでは「有害な・健康に悪い（nocuous, noxious）」といった用語を使おうと考えた（Selye, 1952, p.33）。

　セリエの大戦前のおもな論文に関して注目に値することは，「ストレス」に言及していないことである（Newton, 1995）。セリエが本当に大戦前までストレスについて記述していないのであれば，彼の「ストレス」という用語の使い方に対する批判はどこからきたのだろう。それらの批判は，彼の講義後の討議についての議論で出てきたようである（Selye, 1952）。セリエが用いていた「有害な因子」という言葉は彼が考えるストレスの要素を完全には網羅できておらず，彼はもっと適切な言葉を探していた。セリエは「ストレス」という用語に何度も立ち戻り，そして工学的意味のふり返りを行ない，それは彼に生物学的な非特異的反応は非生物に使う「ストレス」という用語と同等であるということを示した。彼は多分これを表現する最も適切な言葉のひとつとして「生物学的ストレス」を示した（Selye, 1952, p.39）。

　セリエの「ストレス」の使い方に対する講演時の議論での批判は2つあった。1つは，「ストレス」という用語の使い方についてで，たとえば非特異的反応を引き起こす刺激が寒さであれば「寒さ」を使うほうが率直であろう，というものだった。もう1つの批判は，もしストレスの存

在が一般に受入れられたとしても科学的にそれを研究するのは不可能だろう，ということであった（Selye, 1952）。セリエはこれらの批判に対し，彼らは人々が本当のストレスの概念の本質を理解するのを邪魔しようとしているのだという強い信念をもって打ち砕いていった。最初のころはなかなか彼の議論をもってしても納得させることができなかったが，研究テーマとしても受け入れられていき，理論的にというよりは習慣化をとおして日常用語として定着していった。彼は1935年までに汎適応症候群の構成要素について記述を始めていたが，「ストレス」の用語や彼のストレス学説については大戦後まで提示されなかった。戦争はセリエの論文よりも大衆にストレスが妥当な説明概念であることを受け入れさせるのに大きかったようである（Newton, 1995, p.24）。セリエの研究の周囲で議論がわき起こったのは大戦後のことであった。

　大戦後のストレスへの注目は，「戦争中の軍の関心ごと」（Newton, 1995, p.31）を反映しながら現われてきた。戦争神経症に再び注目が集まり，「神経緊張」や「戦争による神経過敏」はあわせて簡単に「戦争ストレス」とよぶようになっていった。それからは「ストレス反応」として話題にのぼり，簡単に日常生活に浸透していった。日常のなかで「ストレス」という言葉を習慣的に使うことは戦争中に定着していったようである（Newton, 1995, p.24）。戦争という行為は本質的に心理学者への需要が高い。合衆国では，軍事部門にとって心理職は重要な職業であると考えられており（Leahey, 1992），戦時中から戦後をとおしての心理学の影響によって，「合衆国は心理精神的な社会になっていた」（Leahey, 1992, p.39）ように思われた。心理学者たちが，誰がどのくらいのストレスかにあるかを測定するツールを仕事に導入し始めたのはそれほど前のことではなかった（Appley & Trumbull, 1986, p. 7）。明らかにこの戦争は，ストレス分野で研究や理論化が再び活発になるための契機となった（Bartlett, 1998, p.28）。大戦後，社会科学のなかでストレスという用語が発展していったにもかかわらず，セリエの研究はまだかなりの論争の的となっていた。

汎適応症候群

　セリエは戦後もすぐにはストレス学説について概説をしなかった（Newton, 1995, p.24）。1946年になって，彼は「ストレス」概念と「汎適応症候群」の両方についての論文を発表した（Mason, 1975a, p.9）。彼の研究が発表されればたちまち激しい論争を巻き起こすはずであり，そのことを考えると，批判が彼の研究から遠のいている間に先に汎適応症候群に注目し，ストレスの本質を理解するという方法は賢明であった。セリエは有害因子やストレッサーに対する生理学的反応はすべて彼が汎適応症候群と名づけた防衛パターンであると述べている。セリエはその3つの段階を「警告期（alarm）」，「抵抗期（resistance）」，「疲憊期（exhaustion）」と紹介した（1956）*訳註7。セリエは身体の防御機能に伝達する最初の反応を「警告反応（alarm reaction）」といっている。そしてストレッサー暴露が最初の反応後も続く場合は「抵抗期」に進む。様々な組織損傷がともなうこのプロセスはセリエによって「適応障害（disease of adaptation）」と説明された（1956）。抵抗を継続することは適応力の消耗を招き，最終的には疲憊し死にいたるのである。

> ＊訳註7　次の文献には，汎適応症候群の図が掲載されている。
> 　　Selye, H. 1974 *Stress without Distress*. Toronto: McClelland & Stewart.　杉靖三郎・田々井吉之介・藤井尚治・竹宮　隆（訳）　1988　現代生活とストレス　法政大学出版局

　セリエは，これを「身体の大部分に対して影響をもつ因子によってのみつくり出される一般的なものと考えている。それは防御を促進するものであり適応力がある，とみなしている。そしてそれぞれの症状発症においては互いに調和したり依存しあっている場合もあることから症候群と名づけた」と述べている（Selye, 1956, p.32）。汎適応症候群の本質は，セリエの研究に関心をもったほかの研究者の関心と同じくらいセリエにとって多くの問題を引き起こした。そこには，「ストレス」の概念，特異的反応と非特異的反応の区分，何が警告反応を引き起こし，何が適応力

なのか，ということが含まれていた。観察するなかでしだいに見えてきたいくつかの種類の意味をもつ局面に対して新たに名前をつける必要が出てきた，と彼は述べている。セリエはこれを，まだそれが何かわからないものに名前をつけるような感じだが，これは探索的な研究であり，それは次第に形をみせはじめ意味ももつようになっていく，と弁明している（1956）。

　私たちがセリエが「ストレス」で意味したことや彼の研究を取り巻いていた論争について探索するときには，これらすべての問題が再浮上してくるであろう。ここで私たちは注意を「適応力」だけに向ける必要がある。セリエは，初めて身体の適応力には限界があるということを示したのが汎適応症候群であるとしている（1982）。もっと重要なことは，私たちは適応力というものについて，生活するうえで基本となる大事なものであるということ以外は知らないし，実際に何がそれを使い果たさせているのかわからないことである，と加えている。いずれにしろセリエは，人間の機構というものは絶え間なく消耗され傷ついており，こうした適応力はむだ遣いされるのではなく，とても慎重に使われるべきであろう，と考えていた（1982）。彼の研究に対するより重要な批判は，このなんらかの種類の力だけが援助になるのか，というものであった（Doublet, 2000, p.115）

　セリエのストレス学説はいかにして発展したのだろうか。汎適応症候群の主となる特徴を立証していき，何がそれを生み出すのか途方にくれた。彼は発見したことに対する明確な考えも浮かばず，それを定義づける名前をつけるのは困難だった。最初セリエはそれを「有害因子」といっていたが，その表現は彼が考えていることの本質をとらえていなかった（1956）。彼は1946年の論文のなかで刺激や引き起こす因子，あるいは生体に作用する外力といったこれまでのものに対して「ストレス」という用語を使用した（Mason, 1975a, p.9）。セリエの別の研究を見てみると，有害要因をより適切に示す用語として「ストレッサー」を提示している（1976a）。「有害要因」に対する特異的反応と，一般的な「生体反応」を区別するとしたら，それがこの「生物学的ストレス」を理解す

る鍵になる，と彼はいっている（Selye, 1976a）。彼はこの「生物学的ストレス」の概念を適応力の利用と結びつけ，しかし別のものとして考えた。セリエはまた，「ストレス」という言葉に，新たに生体内の要因に反応している状態という意味を加えようとした（Mason, 1975a, p.9）。こうした感情をよび起こす因子に対し，彼は再び「ストレッサー」という用語を使い始めた。

　彼が「ストレス」の意味を修正しつづけた理由は「生物学において定義とは私たちが認知した現象を記述したものにすぎない。そしてその概念はさらなる観察によって変えられていく，ということを念頭に置いておかねばならない」（Selye, 1956, p.53）という彼の言葉にあらわれている。そして「ストレスとは，すべての生体内で引き起こされた非特異的な変化からなる特定の症候群として現われる状態である」（Selye, 1956, p.54）という操作的定義が生まれた。結局これは，ストレスとは基本的に生理学的反応であり作用や傷害によって起こった非特異的反応のすべて，ということである（Mason, 1975a, p.10）。さまざまな種類のきつい要求から身体が傷害されることを例にあげ，セリエは，1979年までにストレスがいろいろな方法で定義されることができた，と論じた。しかし，もっと新しい論文のなかで彼はそれを，どんな要求に対しても起こる生体の非特異的反応，と簡単に定義している（Selye, 1979）。この定義は以前の，感情をよび起こす要因とストレッサーだけを含んでいた定義（Mason, 1975a）とは異なり，心理学上のもの，身体的なもの，化学的因子まで含む定義となっている（Tache, 1979）。

　「セリエ自身のストレスという用語の使い方の発展を追跡することは難しくなった」とメイソン（Mason）は指摘している。別のところで彼はまた「セリエはストレスという言葉で，刺激も反応も刺激と反応の相互作用についても説明しようとしていた」といっている（1975a, p.9）。これに対しセリエ本人は，非特異的症候群に関連してストレスはそれらの相互作用の結果であることを強調しようとしているのだ，と答えている（1975）。加えて，もし私たちが「ストレス」と「ストレッサー」の区別を付けたいというのであれば，その正確な説明をすると付け加えた

(Selye, 1975)。しかし，果たしてそうであろうか。たとえば「ストレス」と非特異的症候群，汎適応症候群は同じ反応だろうか。私たちにはたくさんの症候群があるのだろうか。結局のところ，「私たちにとって汎適応症候群とストレスが同じかということについてはまだ保留であり，またストレスと汎適応症候群それぞれの役割の適当な説明も見いだせていない」とダブレットは述べている（2000, p.106）。

　セリエのストレス学説のポイントは非特異性にあった。特異的と非特異的の違いはこのように説明される。セリエは最初，ストレスについて特異的なものも非特異的なものもあると説明していた（1977）。それから彼は，特定のできごとが生み出したにしても，すべての要求は，適応するための必要条件を満たす共通のものがある，と付け加えた。ここで彼が強調したのは，適応のための非特異的な必要条件である。それはどんな要求であってもそれに続いて起こる。それぞれの研究者が特異的なストレッサーと非特異的なストレッサーのどちらに重点をおくか，ということなのである，とセリエは述べている（1977）。

快ストレス，不快ストレス，高ストレス，低ストレス

　セリエは，ストレスには4つの基本的な種類があり，それは，快ストレス（eustress），不快ストレス（distress），高ストレス（hyperstress），低ストレス（hypostress）である，としている[*訳註8]。加えて彼は，生物の基本的な行動規定の目的が極力多くの快ストレスを見いだすことで負の影響とのバランスをとることにある，と説明している。セリエが平衡や再正常化の概念について表出したのはこのときが初めてではなかった。ベルナール（Bernard）やキャノンの研究を引き合いに出し，セリエは生体のとどまろうとする力を記述するときに恒常性という言葉を使っていた（Selye, 1956）。セリエのなかで形を現してきた疑問は，すべての要求が非特異的な特性をもっているのであれば，バランスを維持するための争いはその一部でありうるのだろうか（Selye, 1956），というものだった。私たちの身体は，どんな種類の要求に対してもはたらく非特異的防御システムを内部にもっている（Selye, 1956）。この考え方は，汎適応症候群

について生物学的に理解することを可能にし，そしてついには，非特異的反応に，ストレスに直面したときに定常状態を維持しようとするという意味を確認した（Johnson, 1991, p.41）。恒常性の考え方のもとでは，身体の場合は機械と対照的に，一般的な反応が自己発生的な方法で生体内のバランスを維持するよう分類をしている（Johson, 1991, p.42）。恒常性の考え方なくしては，その方向への動機づけはできないだろう（Johnson, 1991, p.42），そして，非特異的反応は意味をもたないだろう。しかしながら，非特異的反応は重要な論争を引き起こした。

> ＊訳註8　次の文献には，快ストレスと不快ストレスの図が掲載されている。
> Selye, H. 1958 *The Stress of Life*. New York: McGraw-Hill.　田中正敏　1986　ストレスの概念と研究の歴史　河野友信・田中正敏（編）　ストレスの科学と健康　朝倉書店

多くの研究成果があるにもかかわらず，セリエのストレス学説や適応障害についての理論は多くの批判的な反応をよんだ（Mason, 1975a, p.10）。セリエの考え方に関する当初の論争は，実験でよりもむしろ議論で行なわれた（Mason, 1971, p.323）。この状況の変化には2つの要因がある。1つは，生体における敏感な生理学的変化を正確に測定する尺度の改善である。もう1つは，心理学領域の研究者たちによるセリエの概念への挑戦であった。別の方法やさまざまな角度から見直すと，セリエが予測したほど単純な関係ではなかったり，あるいは予測できないことがあった（Appley & Trumbull, 1986, p.5）。メイソン（Mason）は，セリエのストレスの概念について，まだ混乱しているからだけでなく，セリエのユニークなストレス概念を精査することに2つの重大な意味があると述べている（1975b, p.12）。その2つとは，ストレスは生体内の生理学的反応である，ということと，さまざまな刺激に対して通常起こる生体内の生理的非特異的反応という概念に対する妥当性である。

ストレスは生体内の生理学的反応であるという最初の点に関しては，2つの問題がある。それは（a）警告反応の本質は何なのか，（b）心理学

はそれに対してどんな役割をどのように果たすのか，ということである。セリエの自叙伝によれば，キャノンの研究を誰よりも信頼しており，とりわけ彼の発見した闘争-逃走反応が発想の大きな材料を提供していたようである (1979)。セリエは，汎適応症候群の警告反応を，闘争，または逃走，警告を発するきっかけの時期として示している (1956)。しかし，1976年にはセリエは闘争-逃走反応に疑問をもっていた。この基本的実用的発展的な反応が不適切だった場合には疾患の誘因となるのではないか，という疑問である。彼の共同研究者であるタシェ（Tache）は，それについて，「この生物学的何かはあまり必要でない状況でもしばしば動員され，健康増進に関して大きな価値を要求するようになった」と述べている (1979, p.9)。セリエは，警告反応で「防備への伝達」とすべての疾患への感受性を増す防御的な動員の両方を意図していた。その両方が，彼の著書にも書かれており，適応障害は基本的に潜在的に有害な要求に対し身体自身が不適切な対応をとることによって出現するとしている (Selye, 1973)。疾患は身体の不適応反応による，というセリエの考えを最も重視する人々がいるが，それはこの考え方が人々の「心身全体の過程の完全なコントロール」の達成を助けるものだからである (Le Vay, 1952, p.168)。しかし，これはおそらく皮肉であろう。セリエがこの領域に寄与した，身体には特異的・非特異的両方の反応があるという考えはキャノンを納得させることはできなかったのである (Selye, 1979)。

　しかし，セリエの説は警告反応の本質というより，実際の引き金を探すもので，心理学のストレス過程解明における役割とそれからの研究の方向づけを説明するものだった。1956年，セリエは汎適応症候群の主要な要素について記述し定義を示したが，それが何を生むかについてはほかに考えがあった。セリエにとってストレス研究の最大の障害は，これら警告信号の本質に関する知識がまったく欠けていることである。セリエは，これらの警告信号や前兆を「最初の仲介者（first mediators）」とよんだ (1976a, p.24参照)。彼は1976年の著作のなかで，この最初の仲介者を，暴露から恒常性維持機能に対して発せられるストレスのメッセージの運搬者とみなし，その本質について解決できないでいることを認め

ている。セリエの研究はいつも生理学的な仲介者について，活動の影響により産生されている化学物質や細胞に必要な血液成分の欠乏などの条件よりも優先されていた（Selye, 1976, p.56）。

彼の探索は成果が上がらず，将来のストレス研究者たちに対し，その重要なゴールのひとつは最初の媒介者の本質を同定することである，ということを声を大きくして述べている（Selye, 1976）。それは，より実りの多いであろう新しいアプローチの方向だった。セリエの数多くの実験でも認識されることのなかった最初の媒介者というものは，たんに情動的な興奮に関連した心理学的な機構だったのかもしれない（Mason, 1975b, p.25）。心理学分野からの挑戦はすでに始まっていた。たとえばラザラスは，セリエは有害なできごとをそれ以外のできごとから区別するような「心理学的な警告システム」を考慮していない，といっている（1977, p.17）。同様に，モナトとラザラス（Monat & Lazarus）は，身体の反応は要求がどのように評定されたかの結果で動き始めるようなものであろうと示唆している（1991）。ラザラスは，経験的に仮定された汎適応症候群の重要な最初の媒介者の根拠に限っては，心理学的であり得ると述べた（1977）。しかし，セリエは納得しなかった（1975；1979a）。

メイソンもまた，非特異性の一般論に対して疑問をもっていた。メイソンは「すべての種類の暴露に対して共通な，身体の総合的あるいは確実な非特異性の概念の妥当性を確立する」（1975b, p.30）ことが重要な問題であると示唆している。彼は，異なるストレッサーに対して生理学的作用が増えたり減ったりあるいは何も起こらなかったりすることから，セリエがストレス反応の普遍性について大袈裟にいっていたのかもしれない，という結論に達した。ダブレットもまた，セリエの論文をレビューするなかで，「研究がストレス反応について関与するものよりも多くのシステムを発見しており，そこから特異的反応を除いて本当に非特異的反応が結局残ったとしてもますます不明確になってしまう」といっている（2000, p.119）。

セリエは，非特異的反応の考えからは動かなかったが，要求が人の強みだけでなく弱みにも依存しているかもしれない，ということは表向き

で認めた（1976）。彼は，個人の活動が，要求に対する非特異的反応にも影響するであろう，というコーピングの考えにふれるようになった（Selye, 1976）。しかし，非特異的反応のバリエーションは，ストレス効果の影響に対する能力のある「状況要因」と表現できる，といい，こうしてセリエは，非特異的反応の考えをもち続けた（1973, p.696）。これは多分セリエが，考えるのを少しやめて作用やストレッサーの性質に個体差があることを認める彼なりの方法だったのだろう（Cassidy, 1999）。

ストレスの生理学的側面

メイソンによるセリエのストレス概念への批評は，そのほかの研究者たちにみられる，ストレスの心理学的側面で台頭してきた関心がセリエの研究と密接にリンクしていると漠然ととらえがちな傾向に対するものであった。これはもちろん，セリエの研究とはまったく別に，心理学的見地からのストレスへの関心が高くなっていたということである。セリエの研究を評価していくと，「おもに生理学の研究から得られた」セリエのストレスの概念と，心理学領域での幅広い研究方法で発展したストレスの概念の間で，実質的なつながりはひとつもないことがわかる（Mason, 1975b, p.22）。セリエの研究は，「しっかりと生物学に根づいたもの」（Martin, 1984, p.448）であり，基本的には生理学のままだった。初めて「ストレス」の研究を始めたときには，その心理学的あるいは社会学的な帰納的意味はほとんど考えておらず，純粋に生理学的，医学的な現象であると考えていた，とセリエは書いている（Selye, 1983, p.1）。加えて，心理学的な関心が高まっていけば，ストレスを理解することはみなに利益をもたらすだろうと悟ったが，彼の研究において心理学が役割をもつかについて説明しようとは考えなかった，とも書いている。ダブレットが述べているように，セリエのこのような発言は，彼が心理学的なストレスを難しいととらえていたことの反映かもしれない（2000, p.109）。

研究者たちがこの領域でよりストレスの心理的側面に焦点を当てていくと，セリエは多くの身体的要因に関する発見を，情動的な因子も含め

た包括的な表現であるストレスの定義を用いることで（Mason, 1975a, p.10），心理学的要因に対しても一般化して当てはめようとした（Doublet, 2000, p.108）。しかし，セリエは「心理学的興奮というものが，最も頻繁に活性化されるものである」(1982, p.14) ということに続いて，「ストレッサーは通常身体的なものとして考えるべきではない」と述べている。彼は同時に，なぜ自分が情動興奮を普通のストレス反応の要因として受け入れないかについても述べている（Selye, 1979a, p.15）。これらのことから結論づけられることは，セリエはいつも彼の理念について心理学上の実験を基盤にはしていない，ということである（Martin, 1984, p.448）。彼は以前の著作に関連するかのように心理学的ストレスの話をするが，これは正しくないやり方である。セリエの研究に心理学的刺激を含めることは，この傑出した研究者による探求を超えて解明を必要とするストレスの広がった見方である（Martin, 1984, p.448）。

　セリエの最後の言葉は重要である。「私が思うに，人間の究極の目的は，できるだけ自分の考えに従うことができるように自分自身を表出することである」（Selye, 1956, p.299）。私たちは，恒常性を管理する科学的な仕組みと共存する指針となる行動である自然な道徳的規律（Selye, 1974）が必要で，それは私たちを取り巻く環境と，均衡と調和をとりながら生活する機会を提供する。「私の生存の意味は，医学領域の共同研究者にではなく一般の大衆に，私が自分の研究をとおして得たこと（私たちがどのようにストレスとともに生き，いかにしてそれが自分にうまくはたらくようにできるか）を伝えることだった」（Selye, 1979, p.266）。そしてこれは，「人間にとっての科学の最も重大な義務である」（Selye, 1979a, p.29）と述べている。

6. ハロルド・ウォルフ

　セリエの研究は60年にも及んだが，その間にはほかにもストレス研究の方向性に影響を与えた研究者たちがいた。その1人が，『ライフストレ

スが病因の役割をもつ』（Bartlett, 1998, p.27）を記述したハロルド・ウォルフ（Harold Wolff, 1953）であった。ウォルフ（Wolff, 1953）は，著書『ストレスと病気（Stress and Disease）』のなかで，「ストレスに暴露される前，暴露中，暴露後の正確な測定により，人は自分にとって都合のよくない生活環境では病気になり，都合のよい状況では健康である，ということは周知の事実になっている」と書いている。彼は続けて，「人間に対する人間の影響は，微生物による身体への侵襲，その化学的，物理学的な影響と同じほどつらい心の痛手となることがある」とも述べている（p.vi）。ウォルフの業績は，ベルナールの病気についての「有害な力に対する過度の適応反応により恒常性を保とうとした結果である」（Wolff, 1953, p.vi）という概念を一歩進めたことである。ウォルフは，人間が脅威に対面したとき，それが価値や信念に関わるときにとくに不適切な適応反応を起こすことを示唆している。このような何か1つの問題に対して起きた反応が，続いて不適切にはたらき，障害や破滅を引き起こすこともあるのである（1953, p.vii）。

防御反応

ストレスの歴史について語られるとき，ウォルフの業績はしばしば見落とされたり，あるいは本当に短い紹介のみとなっている。しかし彼の研究は多くの示唆に富んでいる。それは，時代の精神をとらえた考え，心身医学における改革的思想，ストレスがどのように定義されるべきであるかについての議論，社会学や心理学がストレスプロセスのなかでどんな役割をとるか，ニーズを満たして願望を実感し，可能性を高めていける予防や治療戦略の発展を混合した考えである。ウォルフの研究の鍵となる概念は「防御−適応反応（protective reaction response）」である*訳註9。この反応は，「資源を結集させるプロセス」にあたる，と評されている（Howard & Scott, 1965, p.155）。これは，人間が物理的因子や象徴的な危険，脅威に直面したとき，その脅威を取り除くために身体が複雑な反応を起こす，という考え方を反映したものである。物理的反応も象徴的脅威に対する反応も同じである。セリエの研究とは対照的に，防御反応は，

第2章 20世紀初頭のストレスの歴史

最初に感じる身体機能の変化からの連鎖反応ではなく（Wolff, 1953, p.9），さまざまな段階で同時に起こるものとみなされている（Howerd & Scott, 1965, p.155）。ウォルフの中心的命題は，「象徴的な状況での問題に直面したとき，人は過度の身体反応を続け，その問題が未解決である限

> ＊訳註9 次の文献には，防御−適応反応の図が掲載されている。
> Wolff, H. G. 1953 *Stress and Disease*. Illinois: Charles C Thomas. 田々井吉之介（訳） 1957 ストレスと病気 協同医書出版社

りその反応が続く」（Howerd & Scott, 1965, p.155）ということである。

ウォルフの，どんな状況でもストレスは主として状況を認知した結果であり，この認知は，一般的知識・個人の基本的なニーズ・願望・当初の体調の影響・多くの生活体験・文化的圧力などの多くの因子に依存しているという考え方には，生活体験とストレスとの関係から発展した多くのことが含まれている（Wolff, 1953, p.10）。ウォルフは常に，脅威に直面している人々は，しばしばすべきことを続けられなくなるという考えをもっていた。それは，本質的には，疾患をもたらすような反応は，量的に不適切なことと同じくらい，質的にも不適当なのかもしれない，ということである。内的葛藤などのあることに対処しているときに，バクテリアの侵入など別のことに対する防御−適応反応が起こった場合，それは不適切にはたらき，完全な解決にはならず，その反応の強さと持続時間によっては生命を危険にさらす（Wolff, 1953, p.150）。防御−適応反応のどこまでが適切で，どんなときは不適切な反応なのかという疑問についてははっきりさせなければならない，とヒンケル（Hinkle, 1973）は述べている。その判定のために，研究者たちは「誰にとって適切で，何の犠牲があるか」という問題に直面する。ウォルフにとっては，適応や防御のパターンはそれが適切か不適切かにかかわらず，そのときの関係性のなかで，過去に規定されている方法で決まり，それがしばしばその後の危機的機能をもたらすものだった（Wolff, 1953, p.150）。ウォルフの防御−適応反応は，なぜ人は象徴的刺激に対し異なる方法で反応を起

6．ハロルド・ウォルフ

こすかが説明されていないという点をおもな問題として批判されてきた（Scott & Howerd, 1970, p.268）。そしてウォルフは，人の活動がどんな損害をもたらしているかを評価しなくてはならないことを明らかにした。損害には，痛みや病気も含まれる。ウォルフは，すべての人々に対して，健康である方向へゆっくりと変化していくことを望んでいた（Wolff, 1953）。

ウォルフの研究とその後に続くストレス研究の関係はあらゆる角度からの見解がみられ，興味深いものである。彼の研究には，生物学的，生理学的側面に加えて，社会学的，心理学的要素があり，また，自助の動きの基盤ともなった。しかし彼のストレスの考え方は，彼の言及した「象徴的な脅威」や，日常生活と個人や彼らの文化の目標に主眼をおいた記述にもかかわらず，ストレスとは生体における状態であるということに変わりはなかった（Hinkle, 1973, p.35）。

「ストレス」という用語を生物学的に意味づける場合，その意味に関する責任が生じる，とウォルフは論じている（1953, p.v）。ウォルフは，「工学用語として定義されてきたストレスは，それは外圧や負荷"刺激"による部分的な作用によりもたらされる内部的なもの，あるいは抵抗力である。一方，生体のストレスは，過去の経験をおもな因子として，外部環境と生体の間での相互作用となる。」（1953, p.v）と説明し，自身の責任を果たした。ウォルフは結局のところ，ストレスについて，適応するための要求に応え反応する生体内の動的な状態であり，生活は絶え間ない適応の連続であることから，生き物は絶えず多かれ少なかれストレス状態におかれている，としている（Hinkle, 1973, p.35）。

ウォルフは彼の単純な推論から解放されなかったが，しかし，そのころ彼がすでに生体と環境との間でのストレスを払う相互作用に気づいていたことと，生体外のイベントと生体内のイベントとの間には線形の関係があるという仮説をもっていたことがわかっている（Hinkle, 1973, p.45）。彼の研究はまた，ほかの人々に対して社会的環境のできごとについてのストレスの多さの程度を考慮するよう導いた。ウォルフやそのほかのストレスについて記述している人々の発言は，1940年代から50年代

にわたって，その後に続く知識を支えたのみでなく，とても発展的であった（Hinkle, 1973, p.45）。

7. まとめ

　ストレスを理解するための生理学的アプローチは，ストレス研究に対して多大なる影響を与えた。キャノン，セリエやウォルフら研究者による研究は約80年にも及んだ。そして彼らの著述は画期的なできごとと位置づけられ，私たちは彼らの残した貢献を用いることができる。しかし，こうしたできごとは別々のものと考えるべきではなく，数十年におよぶ検討，討論，議論は，大変に意味のある1点を示している。それは，先駆者たちによる研究を考えるとき，私たちは「何を含めるべきか？」という問題に直面することである。私たちの目標は，私たちがいかにここまで到達し，今どこにいるかということの理解を助ける理念，できごと，人々の痕跡をたどることであった。注目するできごとや問題を理解するために，過去の歴史をふり返ってきた（Leahey, 1992, p.35）。できごとや問題を提示することをその頻度の観点から試みた。それぞれのできごとをその特色だけで理解しないように，十分な事実を示した。私たちは，ある現象について更なる情報をもたらす発見が蓄積されるように，それぞれのできごとが厳密に累積されているとみなすための方法を示したいとは考えていない（Bartlett, 1998, p.23）。これまで紹介してきた1950年代から60年代までのストレス研究の状況を要約すれば，私たちがどこにいるかがわかり，この先の発展への導入となるかもしれない。

　歴史的にみて，ストレス研究は，大きく分けると生理学と心理学という2つを柱に発展してきている（Mason, 1975a, p.22），ということを強調しておくことは重要である。これは興味深い歴史的な矛盾である，とメイソンは論じた。20年前には，心理学的変数は，生理学者たちから，暑さ，寒さ，運動，外傷などの一般的なとるに足りない実験的な要因によるものと考えられていた（1975a, p.24）。やがて，各領域は独立して発

7. まとめ

展してきた。ストレスを理解するための研究は，セリエとキャノンのような生理学的アプローチから心理学的アプローチへと移行したが，この移行は，初期には機動力の供給，後期には絶え間なくあふれる考え，としてしばしば描かれる。しかし，これは両者の間が不連続であることから正しいとはいえない（Bartlett, 1998, p.27）。ストレスを理解するための最初の心理学的アプローチは，キャノンやセリエの研究とはほとんど無関係に生まれたのである。両者の接点と人為的な分離についての記述はある（Singer & Davidson, 1986）が，実際は，それぞれが独立した方法で発展してきた。心理学的プロセスは，のちに生理的反応を理解するための方法となった。そのプロセスをひとつの規制からほかへの規則正しい変化を示すものととらえるべきではないだろう。

ストレスと病気に関する研究の最初の50年間をふり返ると，実際の研究はキャノン，セリエ，ウォルフによって発展してきて，そこで伝えられたことがおおむねそのまま受け入れられた（Hinkle, 1987, p.566）。病気になるということは，生体である主体やその体調が，有機体の動的状態の破壊に脅かされたときに起こる現象である，と考えられていた（Hinkle, 1987, p.566）。この意味では，セリエが記述しているように，すべての疾患は適応の疾患と考えることができる。もちろん，平衡という考え方の重要性について研究者たちが議論することが妨げられるようなことはなかった（Howerd & Scott, 1965）。しかし，こうした初期の研究者たちが工学の概念に基づいて行なった生体ストレスが「いかに疾患を引き起こすか」という解釈は，生体と環境との相互作用に配慮がなく，まちがったものであった（Hinkle, 1987, p.566）。脅威に対するすべての反応は情報に対する評定に基づいている，という考え方は，ストレスはいかにして疾患を引き起こすのかという幅広い問題を提起し，またこうした問いの意味は，社会科学系の研究者たちがこの領域に目を向けるのを待っているかのようにみえた（Hinkle, 1987, p.566）。

セリエの研究に続いた生物学領域のストレス研究は，生理学的な過程についてのより詳細な分析に焦点をあてるようになり，そして，精神神経免疫学（psychoneuroimmunology; PNI）という新しい分野に発展して

いった（Cassidy, 1999, p.24）。精神神経免疫学とは，「中枢神経系と免疫システムの間の相互作用に関する学問」である（Cohen & Herbert, 1996, p.114）。この領域の評判は，「私たちのパーソナリティや情動が健康に影響を与える，というあたりまえの考えについて調査を行ない明らかにする」という期待によるものだった（Cohen & Herbert, 1996, p.114）。精神神経免疫学の中心理論は，私たちはその免疫システムが弱まったときにさまざまな病気になりやすい，ということと，ストレスは免疫システムに対してその機能を弱めるような影響を与える，ということである（Cassidy, 1999, p.24）。この領域の評者たちは，「心理学的，あるいは生物学的に妥当な説明」や「ストレスと疾患発症や進行との間の一貫したもっともらしい説明（少なくとも，あまり重大ではない伝染病のケースにおいて）」に関しては論じているが，心理学的要因と免疫機能の変化によって起こる疾患との間のつながりについての強い根拠はまだない（Cohen & Herbert, 1996, p.136）。

　こうした関連づけをしていくためには，少なくとも，ストレスの定義づけや免疫システムの状態を測定するなど，手に負えないような多くの作業が必要である（Evans, Clow & Hucklebridge, 1997, p.303）。この領域に興味深い問いが生まれ続けているということは，研究者たちに，重い慢性的なストレスは免疫システムと身体的健康の両方に対してより重大な影響を与えるという可能性を常に念頭におかなければならない，ということを意味し，そして精神神経免疫学研究者たちには，「科学的根拠の集積と吟味という地道な作業を続ける」ことが残されている（Evans et al., 1997, p.306 and p.304 ）。このなかに複雑に織り込まれているものは，心理学的あるいは情動的プロセス，外部からの厳しいイベント，個人の傷つきやすさである。ストレス研究とその方向における心理学の役割を理解するためには，まだ調べなくてはならない別の歴史がある。精神神経免疫学は，キャノンやセリエ，ウォルフが行なってきた発見的研究の歴史から多くのことを受け継いでいる。

第3章

20世紀：1950年代から
　　　リチャード・ラザラスまで

The Twentieth Century : From the 1950s to Richard Lazarus

第 3 章　20世紀：1950年代からリチャード・ラザラスまで

1. はじめに：1950年代と1960年代のストレスの歴史

　1950年代末までには，ストレスは学問的研究の正式な対象となっていた（Newton, 1995, p.31）。また，このときまでに，ストレス概念は心理学という学問のなかで確立されていた。しかし，この段階でさえ，心理学の新参者として，ストレスは，ただの一時的な流行にすぎないのではないか，ほかの一時的流行と同じように「科学的価値に釣り合わない熱狂」をもたらしているのではないか，「たいていの新しい考えに存在する欠陥を見落とさせがちな感情的高揚」をともなっているのではないか，という懸念が表明されていた（Haward, 1960, p.185）。ストレスが一時的流行であるか否かの懸念は，非常に基本的なものであり，昔から今にいたるまで盛んに議論されている。今では，このような懸念はストレスの概念より，むしろストレスの用語にあり，ストレスを表面的に定義するアプローチは用語の使用に混乱を招いている。20世紀後半のストレスの歴史は，先行する50年間の討論と考察に劣らず論争を巻き起こすものとなっている。

　しかし，無意味であろうとなかろうと，ストレスという用語は，われわれの社会にしっかりと定着し，あちらこちらに現われている（Jones & Bright, 2001, p.12）。ストレスの意味の融通性は，たくさんの視点からストレスを考える機会を与えた。1950年代と1960年代の全体にわたって，首尾一貫した理論的枠組みをつくろうとする試みがなされ，いろいろな視点が検討され，統合されたり，放棄されたりした。研究者がストレス概念を研究し，異なる視点の強みと弱みを確認し，共通の特徴を探すことに自信をもったときから，ストレスの歴史は，伝統とテーマ，特有の方法論，理論的枠組み，実用的関心と適切な方法をもった歴史へと変化していった。それぞれの時代にどんな研究が流行するのかは決して偶発的なものではない。ある研究トピックの開花にはしばしば理論的，方法論的歴史をともない，通例，開花の助けとなるその時代を支える時代精神（zeitgeist）をともなうものである（McGrath, 1970, p.2）。ストレス

研究はその後の歴史のなかで開花した。

　ストレスの歴史が特色のある方法論の歴史であるとすれば，ストレスの歴史は，大部分，心身医学の歴史ともいえる。1960年代と70年代，心身医学の理論は，疾患への脆弱性を増加させる，あるいは適応的なコーピングを助ける心理社会的変数を調べることを目標とした（Lipowski, 1977a）。この目標は，ライフイベントやストレッサーの初期の研究に豊かな基盤を提供した。しかし，心身医学はそれより前に，精神分析理論に鼓舞されて，ストレス概念に強い影響を及ぼしていた。1950年代までにはこれらの理論の影響は，流行の面でも，信用性の面でも，急激な下降を経験し，医学史の記録の見出しのようになってしまったが（Lipowski, 1977a, p.235），それらがストレスの歴史の一部分であるのは事実である。多分，このような初期の心身医学的アプローチの代表格は，アレキサンダー（Alexander）であった。

　アレキサンダーの特異性理論（specificity theory）*訳註10は慢性的な緊張を生じさせる未解決の無意識的葛藤を，特定の身体的疾患に関連づけるものである（Lipowski, 1977a, p.235）。アレキサンダーは彼の理論を高血圧や消化性潰瘍などの病因未解明のいくつかの慢性疾患に応用した（Lipowski, 1986a, p.3）。これらの疾患はまもなく心身症として知られるようになった。彼の理論は，1950年代半ばまでの約25年間，心身医学を支配するようになった。しかし，その後，彼の特異性仮説は立証するのが著しく難しいとわかり，また待ち望まれた治療成績を達成するのにも失敗した。このアプローチは行き詰まり，後に大きな幻滅を残すだけであった（Lipowski, 1977a, p.235）。この研究領域は，この危機的状況の後，健康および疾患の生物心理社会的要因を広くとらえるアプローチへ変化することにより存続し続けている。

　＊訳註10　次の文献には，特異性理論の図式的説明が掲載されている。
　　Alexander, F. 1950 *Psychosomatic Medicine: Its Principles and Applications.* New York: Norton.　末松弘行（監訳）　1989　心身医学の誕生　中央洋書出版部

第3章 20世紀:1950年代からリチャード・ラザラスまで

　心身医学のように，幅広く多様化し，活発に発展している領域を概観するのは難しい（Lipowski, 1977a, p.233）。この領域は1つの科学分野をはるかに超えたものである。それは社会的および物理的環境と絶え間なく相互作用している個人を研究対象とし，さまざまな生活領域にまたがって存在する個人をもっと全体的，系統的な視点から改善していくことを役割と考えている。それは，ある種の社会状況，個人の特性，問題へのコーピング，そして「人はなぜ特定の社会状況やライフイベントに対して一定の心理学的および生理学的変化を引き起こすのか」の説明を助ける経路とメカニズムについて，多くの「誤解を生むほどに単純な質問」をする（Lipowski, 1977a, p.236）。1960年代にこの領域が復活するには，2つの中心的課題についての研究者の多くの挑戦が必要だった。1つはライフイベントと疾患との因果関係についての研究であり，もう1つは疾患における個人差とパーソナリティの役割についての研究である。これらの課題はストレスの歴史の一部分であり，ストレス研究の新しい段階を反映している（Lipowski, 1986b）。

2. ストレスフル・ライフイベント

　ほとんどすべてのストレスフル・ライフイベントの紹介は，セリエ（Selye）の研究から始められる。「セリエによって提案されたストレスプロセスの一般性の認識により，多くの精神医学者は心身医学の伝統のなかでライフイベントと精神疾患の関係を見るようになった」とキャシディーは述べている（Cassidy, 1999, p.38）。ドーレンベントは，「ライフイベントはとても研究しやすい」ことをまず強調し，「それらが研究される人々にとって重要であり，人々が興味をもって語ってくれる」ことであることを指摘し，「もし環境によって引き起こされたストレスが一般人口の精神病理学の重要な要因であるならば，ライフイベントはストレスの主要な原因として焦点を当てるべき戦略的現象である」と結んでいる（Dohrenwent, 1979, p.11）。ストレスフル・ライフイベントの体系的な研

2．ストレスフル・ライフイベント

究はおもにキャノン（Cannon），ウォルフ（Wolff），マイヤー（Meyer）の先駆的研究から育った。ストレスフル・ライフイベントは有害であり得る，という主張に必要なつながりを与えたのはキャノンの実験的研究であった。すなわち，彼は感情的興奮に関連した刺激が基礎的な生理学的プロセスにおける変化を引き起こすことを示した（Dohrenwend & Dohrenwend, 1974a, p. 3）。

ウォルフ（1950）もまたストレスフル・ライフイベントのより体系的な研究に刺激を与え，ライフストレスと身体疾患をテーマとした1949年の「神経・精神疾患研究の会議」報告書のなかでレビューを発表している。ストレスフル・ライフイベントの影響と取り扱われた疾患の範囲について，そのときまでに蓄積された研究の広がりから（Wolff, Wolf & Hare, 1950），ウォルフはこう結論している。「心身医学的疾患の共通の特徴は，あるイベントを脅威と判断することである。このことは，意識・無意識を問わず不安を感じ，防衛反応を準備する必要を意味する」（1950, p.1090）。「これらの脅威と闘争はどこにでもあり，人間のさらされるストレスの大部分を占めている」とウォルフはいう（1950, p.1059）。これらの脅威は，個人の防御反応を受ける。ウォルフは，そのときまでにはっきりしていたライフストレスの影響の説明を試みたときに，ライフイベント研究を前進させるための3つの提案をまとめた（Dohrenwend & Dohrenwend, 1974）。3つの提案はすべて議論の的になるものであった（Dohrenwend & Dohrenwend, 1974a, p. 4）。しかし，それらは，防御反応を引き起こすイベントの影響力はイベントの大きさにかかわらず，その人にとっての重大性に依存する，という最初の主張であり，その後のストレスフル・ライフイベント研究の中心的課題となった（Dohrenwend & Dohrenwend, 1974a, p. 4）。

セリエ，キャノン，ウォルフがストレスフル・ライフイベントと疾患とのつながりを示したというのであれば，多くのライフイベント研究はアドルフ・マイヤー（Adolf Meyer）がライフチャート（life chart）＊訳註11の発明と使用により起こした精神生物学のさなぎから発生したといえる（Holmes & Masuda, 1974, p.45）。マイヤーの哲学は，"アドルフ・マイヤ

一博士の常識的な精神医学"のなかでリーフ（Lief, 1948）の書いた伝記部分への前書きに見ることができる。マイヤーは，「精神医学は，人々の機能と生活を明らかにしなければならない」と論じている（Lief, 1948）。「患者はたんなる細胞と器官の要約ではなく，生活の要求への再適応の必要のなかで生きている人間である。医師は，部分機能の障害に，人の機能の障害と生活の物語を付け加えねばならない。……人にとって大事なものは物語である」（Lief, 1948）。ライフチャートについての論文のなかで，「医療心理学は患者の実際の生活史，経験，具体的反応を把握することでおもに構成されている」とマイヤーは記している（1948, p.418）。物語をとらえるためにマイヤーは道具を使ったが，それは彼にとって，たんなる道具ではなく，彼の哲学の表現そのものであった（Meyer, 1919, p.1129）。ライフチャートには，誕生年月日を記入し，次にいろいろな臓器の疾患の期間を書き，その後に患者の状況と反応に関連したデータを記入する。住所，仕事等の変更，家族の誕生や死亡の年月日，そのほか基本的に重要な環境の変化などを記入してもよいとマイヤーは記している（1919, p.1132）。マイヤーの学説は，ライフイベントが疾患の発症に重要な役割を演じていること，たとえ非常に一般的でありきたりのライフイベントでも疾患の進展に寄与している可能性があることを説明し，多くの研究者に進むべき道を示した（Dohrenwend & Dohrenwend, 1974）。マイヤーのライフチャート技術と指摘した多くのライフイベントは，ホームズとラーの社会再適応評価尺度（The Social Readjustment Rating Scale; SRRS, Holmes & Rahe, 1967）[訳註12]開発に枠組みと環境を提供した。SRRSはライフイベント研究の進む2つの道のひとつであり，主要な一連のライフイベントの蓄積影響を調べることである。もうひとつの道は，

---

*訳註11　次の文献には，ライフ・チャートの図が掲載されている。
　　Lief, A. 1948 *The Commonsense of Psychiatry of Dr. Adolf Meyer.* New York: McGraw-Hill.
*訳註12　次の文献には，SRRSが掲載されている。
　　Holmes, T. H. & Rahe, R. H. 1967 The social readjustment rating scale. *Journal of Psychosomatic Research*, 11, 213-218.

単一のイベントあるいは分類されたイベントの影響に焦点を合わせたものである。

3. 社会再適応評価尺度

　ホームズとラーが社会再適応評価尺度（SRRS）についての論文を1967年に出版するまでには，疾患発生の時期に集中発生することが経験的に観察されているライフイベントの質・量を研究することを目的にして，ライフチャートが5000人以上の患者に対して系統的に使用された（1967, p.215）。このイベントの蓄積から，43項目のイベントが疾患に関連するものと判断された。SRRSで使用されているライフイベントはもともと最近時生活目録（Schedule of Recent Experience; SRE）作成のために使用されたものである。SRE（Rahe, Meyer, Smith, Kjaer & Holmes, 1964）を用いた研究は，ライフイベントが結核，心疾患，皮膚病，ヘルニア，妊娠の発生に先立つ2年間に集中発生しているというデータを示すために使用された（Holmes & Masuda, 1974, p.57）。SRRSの開発は，各ライフイベントの大きさを反映するスケールをつくり出すことにより，SREを1段階向上させ，うしろ向き研究の結果の妥当性および生活危機の定量的定義のための独特な方法を供給した（Holmes & Masuda, 1974, p.57）。

　43項目のイベントは2つのカテゴリーに分類された：「個人のライフスタイルを示すものと個人が関連をもったできごとを示すもの」（Holmes & Rahe, 1967, p.216）。これらのイベントは，たとえば，配偶者の死，結婚，経済状態の変化，ほかの仕事へ変わること，個人的習慣の変化，休暇，などである。SRRSを開発する過程で，人々がそれぞれのイベントにどのような意味づけを行なうかを把握するため面接が行なわれたが，そのなかでライフイベントすべてに共通の1つのことがらが見いだされた。おのおののライフイベントの発生は，そのことに関係する人に対し，ある種のコーピング行動を要求していた（Holmes & Rahe, 1967）。ホームズとラーは，SRRSの各イベントに以下のことを補足している：「重要な

のは現在の定常状態からの変化であり，心理学的意味や感情，社会的望ましさではない」(1967, p.217)。

　SRRS開発の次のステップは各イベントの大きさを決めることであった。この段階の研究（Holmes & Masuda, 1974）では，調査対象者に，社会再適応とは「さまざまなライフイベントによって生じた生活の変化量と変化にかかった期間」（Holmes & Masuda, 1974, p.49）であると説明されていた。各対象者は，必要な再適応の相対的大きさについて（Holmes & Masuda, 1974, p.49），イベントを評価するように求められた。比較の点数を示すために，結婚を500点とし，各イベントは，結婚に比べてどのくらい適応を必要とするかで評価された。各イベントの平均得点を10で割るとライフチェンジユニット（Life Change Units; LCU）得点が得られる。生活危機は，「1年間に合計得点が150LCU以上になるライフイベント群が発生すること」と定義された（Holmes & Masuda, 1974, p.59）。SRRSを用いた研究では，生活変化の大きさは，疾患発生の時期や疾患の重症度と有意に関連することが示された。このライフイベント研究方法は，過去30年にわたり，莫大な量の研究と非常に多くの出版を生み出した。SRRSとその改訂版は，有名な健康雑誌や健康本のなかにしばしば見いだされる。それは，研究者がライフイベントを測定し，その影響を評価する能力が顕著に前進したことをあらわしていた。しかしながら，この方法は必然的にたくさんの批判を引き起こしたのだった（Jones & Kinman, 2001, p.23）。

　1973年に，バーバラ・ドーレンベント（Barbara Dohrenwend）とブルース・ドーレンベント（Bruce Dohrenwend）は，ストレスフル・ライフイベントについての関心の高まりとその重要性から，"ストレスフル・ライフイベント：その性質と影響" という会議を開催することにした。会議開催の動機は，現状を入念かつ徹底的に調査することが，この問題に取り組んでいる研究者の直接の助けとなるばかりでなく，重要な新しい進歩を送り出す基盤となるだろうと考え，その時機が熟したのを感じたことである（Dohrenwend & Dohrenwend, 1974, p.vi）。この会議をもとにした彼らの本は1974年に出版されたが，会議での発表と討論で確認さ

れた研究の動向，問題点，展望には，ライフイベント測定法に対するたくさんの批判が含まれていた。ストレスフル・ライフイベント研究に関する論争は15年以上続き，1990年の先駆的論文（Lazarus, 1990）とサイコロジカル・インクァリー（*Psychological Inquiry*〈論評とレビューについての国際雑誌〉）初版での論評では，ストレスフル・ライフイベント測定の方法論的および概念的問題が議論されている。ストレスフル・ライフイベントについての批判は広範囲に渡っており，それらは文献のなかで十分取り上げられている（Jones & Kinman, 2001, p.23-24）。たとえば，ポジティブなイベントとネガティブなイベントを区別していないこと，慢性またはくり返されるイベントを無視していること，個人差を考慮していないこと，1年間のイベントを報告することの信頼性や妥当性への疑問，イベントと疾患との関連を和らげる要因があるか否か，などである。

しかし，最も注目された批判は，「ライフイベントの客観的存在に焦点を当てるべきか，それともイベントがストレスフルであるという個人の評定に焦点をあてるべきか」（Jones & Kinman, 2001, p.24）ということであった。この客観-主観の論争は，そのピーク時には，ある評論家（Deutsch, 1986）がみずから命名した「ストレス戦争」の凍結をよびかけるほど，議論が沸騰していた。論争は，ラザラスと共同研究者（Lazarus, DeLongis, Folkman & Gruen, 1985）が，ストレスフル・ライフイベントの健康影響プロセスの理解をもたらす，イベントの認知的評定の説明を提案したことに由来していた。一方，ドーレンベントとシュラウト（Dohrenwend & Shrout, 1985）は「知覚，認知的評定，反応に汚染されていない純粋な環境イベントを測定することを研究者に主張していた」（p.782）。この論争は，以下の主張に多少刺激されていた。「デイリーハッスルズとアップリフツ」（Kanner, Coyne, Schaefer & Lazarus, 1981, p.1）は，ストレスフル・ライフイベントよりも優れている。その理由は，デイリーハッスルズとアップリフツは，概念的に人の経験により近く（Jones & Kinman, 2001, p.25），疾患との関連もより強い，ということである。

4. デイリーハッスルズ，アップリフツとその後の論争

　デイリーハッスルズとアップリフツを測定する努力は，SRRSの測定上の問題点への心配から生まれた。ハッスルズスケールの開発の後に，ライフイベント研究についての論争が起こった。この論争は，ハッスルズスケールの作成者がライフイベント測定方法はその方法の是非についてほとんど未検討のままであり，ライフイベントの健康影響プロセスについて何の説明もしていないことを明確にしたことにより生じたのかもしれない。結果的に，ライフイベントによるストレス測定は，イベントの個人にとっての意義の影響や異なるコーピング行動の影響のような，より複雑な問題に注意を払うことに失敗した。ライフイベントの蓄積は健康状態に関連するという仮説の本質的な合理性にもかかわらず，そのような指標は日々の生活で実際に起こっているものを何ら説明するものではなかったのである（Kanner et al., 1981, p.2）。最終的に健康に重要な影響を与え，それゆえ，その蓄積影響が評価されるべきもの（Kanner et al., 1981, p.3）は，これらの日々の生活イベントである。

　ハッスルズスケール作成の第1の目的は，純粋に客観的な環境イベントよりむしろ，個人に認知された毎日の生活上の困難を幅広くとらえることである（Lazarus, 1984）。デイリーハッスルズは，「個人のウェルビーイングを脅かすと評定された日常生活での経験と状況」（Lazarus, 1984a, p.376）と定義されている。この定義から，ハッスルズは，記憶にとどまるような主観的経験としてとらえられていることは確かである。ハッスルズのスケール・イベント（Kanner et al., 1981）は，たとえば，ものの置き忘れや紛失，借金の心配，多量の喫煙，非家族メンバーの同居，食事代の不足，睡眠不足，やることが多すぎる，などである。一方，デイリーアップリフツは，「個人のウェルビーイングにとってポジティブまたは好ましいと評定された日常生活での経験と状況」（Lazarus, 1984a, p.376）と定義されている。デイリーアップリフツのスケール・イベントは，たとえば，幸運である，健康と感じる，能率がいい，友達をつくる，

くつろいでいる，などである。ハッスルズスケールは，117項目のハッスルズと135項目のアップリフツからできており，スケールの採点手順により，イベントの頻度，累積重症度，強度を算出することが可能である。ハッスルズスケールのテスト結果から作成者は，「デイリーハッスルズはライフイベントよりストレスをより直接かつ広範に定量でき，健康との関連も強い」(Kanner et al., 1981, p.20) と結論した。

5. 論争：ライフイベント 対 ハッスルズとアップリフツ

ライフイベント測定（イベントの客観的存在）に賛成する研究者とデイリーハッスルズとアップリフツ（イベントの主観的評定）への変更を主張する研究者の間に一線が引かれた。2つのグループを分ける1つの問題は，指標間の交絡または重複の問題である。交絡は，イベントが疾患の症状（たとえば身体的エネルギーの不足，精神的葛藤についての心配）のように表現され，疾患の指標そのものと重複する場合に生じ，イベントの測定と健康影響の測定との区別がつきにくい。この問題についての論争は，2つの方向で発展した。1つめの方向は，症状類似の性質をもつイベントを同定・削除することにより交絡問題を解決することである。たとえば，モンロー（Monroe, 1983）は，直接に心理的問題や症状に関連している多くのハッスルズがあることを指摘している（p.191）。たとえば，リラックスできない，決定に困難をともなう，十分眠れない，責任が多すぎる，などである。論争は1985年に本格的に始まり，ドーレンベント，ドーレンベント，ドッドソン（Dodson），シュラウトが交絡の問題をより系統的に検討することを試みた。彼らの結果からは，たいていのスケールにはライフイベントでもハッスルズでも同じ程度の交絡があるが，問題点はデイリーハッスルズスケールでよりはっきりしていることが示唆された。彼らは「研究デザインのなかで，イベントをどのように概念化し，測定し，用いるかにもっと注意を払うべきである」(Dohrenwend et al., 1985, p.228) という見解で，彼らの検討結果をやわ

らげて表現した。

　それから，論争は学術雑誌アメリカン・サイコロジスト（*American Psychilogist*）の誌面へ移った。ラザラスと共同研究者（Lazarus, DeLongis, Folkman & Gruen, 1985）の反応は，素早く，力強く，明快だった。「認知的評定のプロセスは心理的ストレスの測定から単純に切り離せないし，切り離すべきではない。それゆえ，多少の交絡は避けられない」というのが彼らの見解である。しかし，ストレスのプロセスにおける認知的評定の基本的役割のために，ドーレンベントらが提言している（1985），イベントの環境的側面に単純に焦点を当てて，ストレスのプロセスから独立なものにする，というのは不可能である。これに対するドーレンベントとシュラウトの返答は，これもまた明快であり，ほかの研究者らに「知覚，認知的評定，反応に汚染されていない純粋な環境イベントを測定する」（1985, p.782）ことを要請した。ドーレンベントとシュラウトからすると，ハッスルズスケールは予想以上に交絡していた。もちろん，彼らはライフイベントの影響は個人差，個人のスケジュール，利用できる資源に依存して一様ではないことは認識していた。その問題を検討するのは，次の重要なステップであると彼らは思っていた。ラザラスと共同研究者に対する彼らの助言はきっぱりとしていた。「ラザラスと共同研究者はまずハッスルズを測定する方法を変えたほうがよい，と私たちは思う」（Dohrenwend & Shrout, 1985, p.785）。

　1988年に，デロンギス（DeLongis），フォークマン（Folkman），ラザラスは，ハッスルズ・アップリフツスケールの全面改訂版による研究結果について発表した[*訳註13]。改訂版では，症状と交絡する余分な項目と言葉はすべて削除されていた。回答方式もまた変更されており，回答者は各項目についてそれがその日どの程度のハッスルズまたはアップリフツであったか評価するようになっていた。改訂されたスケールは53項目からできていた。おもな研究結果を要約して，著者らはデイリーハッスルズの増加は健康の低下と関連する傾向にあったことを指摘した（DeLogis et al. 1988）。交絡についての論争にふれて，デロンギスと共同研究者は次のように報告している。「心理的ウェルビーイングと交絡して

いると思われる項目は今回の解析から取り除かれているので，ハッスルズと健康状態との関連の原因になっているのは交絡であるとの提案は擁護できない」。

> *訳註13　次の文献には，ハッスルス・アップリフツスケールの改訂版が掲載されている。
> DeLongis, A. Folkman, S. & Lazarus, R. 1988 The impact of daily stress on health and mood: psychological and social resources as mediators. *Journal of Personality and Social Psychology*, 3, 486-495.

　論争はさらに続いた。1990年のサイコロジカル・インクァリーの彼の論文のなかで，ラザラスは再度，ストレスは常に認知的評定の産物であるという立場をとるなら，必然的にストレスと疾患との指標間に多少の交絡があるだろうということを明確に述べた。再び彼は，人と環境を結びつけるのは認知的評定のプロセスであり，客観的な環境イベントにもどったり，イベントから主観的影響を取り除いたりするのは不可能であるとの主張を述べた。そのほかの点でラザラスの主張について批評する人たちもいた。今度は，交絡についての問いは別の方向をとった。批評家たちは，項目の重複に焦点を当てるよりむしろ，デイリーハッスルズスケールは，「基盤的なストレッサーの指標というよりはパーソナリティの非間接的な指標」(Costa & McCrae, 1990, p.23)，この場合では神経質,であることにより交絡が生じていると述べた。ワトソン (Watson, 1990) はまた，デイリーハッスルズスケールは「極端にいえば，不満足と感情のディストレスの指標と見ることができる」と述べた。さらに，コスタとマクレー (Costa & McCrae) は，「いくつかのイベントは大多数の人々にとってストレスフルと考えられるので，客観的環境イベントの影響を解析することは完全に筋がとおっている」(1990. p.23) と述べた。

　デイリーハッスルズスケールにおける交絡の原因は，それがあるパーソナリティ特性の代用指標であることにあるという考えに対して，ラザラスはこの批評は部分的には正しいが，やや言い過ぎであると返答した (1990a)。ラザラス (1990a) は逆にこの批評家に対して，なぜデイリー

ハッスルズスケールはパーソナリティ特性なのか，なぜそれは適切な因果関係としての認知的評定プロセスではないのか，と問いかけた。客観的指標の問題については，ラザラスの考えは，それは決してやさしい問題ではない，ということであり，再度次のことをくり返し述べた。客観的指標は広く尊ばれているが，測定されているものが本当に人の客観的な事実なのかを示すことは困難であるので，それらを開発するのは簡単ではない（1990a, p.45）。後に自伝のなかでラザラス（1998）は，ストレス指標としてライフイベントとデイリーハッスルズとの間には根本的な問題はなかったと結んでいる。両方とも人の生活のできごとに関連するものである。にもかかわらず，彼は次のように付け加えた。「デイリーハッスルズに賛成するのは情報の本質的重要性のためであり，この特質が，デイリーハッスルズはストレス影響を調べる道具としてより有用と，私に思わせた」。

これらの論争は中間的な立場を生んだ。たとえば，ブラウン（Brown, 1990, p.19-22）は，彼の作成したライフイベントと困難に関する目録（Life Events and Difficulties Schedule; LEDS）は「ラザラスら（1985）のものとその批評家であるドーレンベントら（1984）のものの中間の立場をとっている」と主張している。LEDS（Brown & Harris, 1986）は半構造化された面接法であり，イベントの詳細な説明と回答者にとってのイベントの個人的な意義（Lipowski, 1986a, p.17）を得られるようにできている。各イベントはその後，特定の個人の実際の認知的評定よりむしろ典型的な人にありそうな認知的評定（Brown, 1990, p.20）が得られるように，評価基準を用いて評定される。この方法の背後にある考えは，構造化された面接をとおして長期にわたる文脈的資料を総合的に収集し，それらを標準化された方法で評定することにより「そのような認知的評定を客観的に評価する」（Brown, 1990, p.20）ことである。このように，この方法は，一方で認知的評定の重要性を認識し，他方で，イベントは個人の主観的反応に汚染されるべきではないという競い合う考えを満たすものである。

ブラウン（1990）は，この方法の重要性は，面接データが加工できる

ことにある，と主張している。詳細な半構造化面接の使用により，「ライフイベントの報告に必要な感度，正確度，バイアスのコントロールなどをもった情報が得られる」（Brown, 1990, p.20）。ラザラス（1990a）はブラウンの考えにも自分の考えと同様な問題点があると述べた。ライフイベント－ハッスルズデータ収集のための面接法と質問紙法の比較について，ラザラス（1990a）は，その後の論争を予告して，もし研究者が方法の良し悪しについて議論するようになるならば，両方の方法ともストレス研究に必要であるということになるのではないか，と述べた。ラザラス（1990a）は，さらに，次のように補足した。綿密で包括的な方法を熟慮してつくり出しても，ストレス研究者からはそれほど評価されないし，説明ツールとしての力も思ったほど発揮されないであろう。

　交絡および客観 対 主観的ストレッサー測定についての論争は，ライフイベント 対 デイリーハッスルズとアップリフツの論争以上のものである。それは，ストレスの性質そのものおよび個人と環境を結ぶ心理的過程とに向けられたものであるので，非常に基本的な問題である。それは，認知的媒介への移行およびそれまで大事にしてきた方法に対する反抗を提唱する，ニュールック心理学（Lazarus, 1999）*訳註14についての論争である。それはストレスの歴史のなかで何度も起こる論争である。なぜなら，それは私たちがどのようにストレスを概念化するか，どのように測定するか，結果をどのように説明するかという中心的課題だからである。それは，私たちがどこから来て，今どこにいて，これからどこへ向かうかを反映するものであるので，ストレスにとっては，永遠に終わりのない物語である。私たちは，この論争に回帰し続け，またラザラスの仕事とストレス研究における彼のパイオニア的な不変の業績に回帰し続けるであろう。

*訳註14　ニュールック心理学（new look psychology）
　　刺激と反応の直接的な関係（stimulus-response；S-R）ではなく，媒介過程（stimulus-organism-response；S-O-R）を重視する心理学。

しかし，ストレスフル・ライフイベント研究にその後何が起こったのか。この種の研究への熱狂は相当に衰えてしまった。この理由について，ラザラス（1999）は個人的意義やコーピングについて考慮していないことやイベントのリストを最新のものに保つあるいは十分に包括的なものにすることへの失敗をあげている。イベントのリストは「方法上の問題を提起し，ストレス研究の学生たちには，死別や技術的災害のような単一重大イベントに焦点を当てるように助言したほうがよい」（Costa & McCrae, 1990, p.23）。社会経済的状況の変化は，たとえば，失業のようなある主要なイベントが広範囲の影響をもつ状況をつくり出している。このような変化は，さまざまなライフイベントの蓄積影響へ焦点を当てる伝統的な方法を続けるよりも，単一の調査イベントを選ぶことを，研究者が受け入れる原因になっているのかもしれない。

6. パーソナリティとタイプA行動パターン

　心身医学理論の歩みのなかで続いている中心的な課題のひとつは，どんなパーソナリティが疾患へのかかりやすさ，または抵抗力を増加させるか，ということである。ストレスフル・ライフイベントは疾患の発症を予測しうるが，疾患発症の経路をより深く理解するためには，病因の手がかりとして慢性的な生活状況や社会条件とともに，パーソナリティと持続する行動パターンを研究する必要がある（Lipowski, 1977a, p.240）。パーソナリティと行動パターンの研究は，誰が，どんなとき，どんな病気の危険にさらされているかを知る助けとなるのはまちがいない（Lipowski, 1977a, p.240）。

　まず，タイプA行動パターンから話を始める。「冠動脈疾患になりがちなパーソナリティ（coronary-prone personality）」（Friedman & Booth-Kewley, 1987, p.540）という考えは長い歴史をもっている。たとえば，チェスニーとローゼンマン（Chesney & Rosenman, 1980）は，冠動脈疾患になりがちな人を「熱心で野心的な人で，その人のエンジンの目盛りは

6. パーソナリティとタイプＡ行動パターン

ずっとフルスピードを指している」と記述しているカナダの医師ウィリアム・オスラー（William Osler）の1892年の著作を引用している（Chesney & Rosenman, 1980, p.188を参照）。フリードマンとローゼンマン（Friedman & Rosenman, 1959）が，担当している冠動脈疾患患者が，タイプＡ行動と名づけた特徴的な行動パターンと感情的反応を共有していることに気づいた初期の研究をうちたてたのは，1950年代であった（Ganster, 1987, p.67）。フリードマンとローゼンマンが「感情の複合体」パターンと記述したこの行動は，主として「強い野心，競争的衝動，仕事の締め切りへの絶え間ない没頭，時間の切迫感」によって特徴づけられていた（1959, p.1295）。この行動パターンのない場合は，タイプＢと名づけられた。フリードマンとローゼンマンは，みずからのデータを再検討して，「臨床的に冠動脈疾患をもつ患者の多くは，タイプＡを構成する多くの特性を示していることが発症前に見いだされている」ことが意義深いと指摘した（1959, p.1294）。フリードマンとローゼンマンは，次のように結論した：「この行動パターンの原因が何であるにせよ，この行動パターンは，組織あるいは産業生活の階層に限定された話ではなく，いたるところにある社会的地位を超えた現象のように見える。この同じ社会のストレスは，かつてどの時代の社会でも目撃されたことのないくらい多様性に富んでいることを強調する必要がある（1959, p.1294）」。

　冠動脈疾患（coronary heart disease; CHD）とタイプＡ行動との関係を更に調査するために，ローゼンマンは共同研究者フリードマンらとともに，ウエスタン・コラボレーティブ・グループ・スタディ（Western Collaborative Group Study）として知られている8年半の研究で，3500名の男性を追跡した（Rosenman, Friedman, Straus et al., 1964; Rosenman, Brand, Jenkins, Friedman, Straus & Wurm, 1975）。この前向き調査の結果から，行動パターンが，標準的な危険因子から独立して，CHDの危険因子となっていることが確認された（Chesney & Rosenman, 1980, p.189）。ローゼンマンとその共同研究者は，次のように結論した：「この調査結果は，CHDの一次予防のための重要な臨床的示唆をもっているように見える。さらに，CHD患者について冠動脈疾患傾向の行動パターンの有無を

評価することは，CHDの予後予測を改善する可能性がある」(Rosenman et al., 1975, p.877)。

40年間，タイプA行動パターンは，パーソナリティと冠動脈疾患との関連の研究において中心的な地位を保ち続けた。しかし，研究は冠動脈疾患の進行におけるタイプA行動の役割に挑んだが，その研究結果は，タイプA行動パターンの測定方法に依存してかなり異なっていた（Edwards, 1991, p.151）。タイプA行動パターンを評価する2つの主要な方法は，構造化面接（Structured Interview: SI）とジェンキンス・アクティビティ・サーベイ（Jenkins Activity Survey: JAS）である（Booth-Kewley & Friedman, 1987; Edwards, 1991を参照）。これらのレビューでは，タイプA行動パターン評価ツールとしてSIへの慎重な賛成がある一方，研究者にもっと多くの疑問を提起している。レビューは，いくつかの行動の集合をひとつの指標にまとめる伝統的なタイプA測定法はやめて，個別の行動自身に焦点を当てた測定にすべき，と提案していた。「現在の全体的な指標を構成成分に分割すれば，未発見の関係を明らかにする可能性がある」（Edwards & Baglioni, 1991, p.287）。

研究データもこの結論を支持していた。「タイプAの過度に精力的なことや競争的なことは，いくぶんCHDに関係しているかもしれないが，急ぐことや仕事への熱中は，多分関係していない」（Booth-Kewley & Friedman, 1987, p.357-8を参照）。同様に，怒りや敵意が影響するメカニズムは不明であるが，タイプA行動の怒り／敵意は，ほかのタイプA成分より強力なリスクの予測因子になるかもしれない（Cooper & Bright, 2001; Ganster, Schaubroeck, Sime & Mayes, 1991）。研究者の間で支持を得た方法（Barling, Kelloway, & Cheung, 1996; Jex, 1998）は，達成努力（一生懸命はたらくこと）と短気-怒りっぽさ（他人に苛立ちを示すこと）の2つの構成成分でタイプA行動を評価するもの，であった。このように研究者たちは基本的に，達成努力においてタイプAのよい面を，短気-怒りっぽさにおいて悪い面をとらえていた（Jex, 1998, p.80）。適切な妥当性検討手順を用い，それらの成分間の相互作用と関係を明確にモデル化するやり方で，これら個々の成分指標を発展させることにより，「タイ

プＡ行動パターンの決定要因，性質，影響についての私たちの理解は，非常に高められるであろう」（Edwards, 1991, p.173）というのが一般的な印象であった。

　タイプＡ行動はCHD危険因子として文献的な根拠をもっていたので，労働環境におけるタイプＡ行動の有症率を調査したり，職業上の成功やストレスの指標とタイプＡとの関係を調べたりするのは，当然の成り行きであり（Chesney & Rosenman, 1980, p.191），その結果からはたくさんの慎重な結論が導かれた（Chesney & Rosenman, 1980; Ganster, 1987; Jex, 1998）。タイプＡ者は，自分自身に要求を負わせ，自分の仕事は責任が重く，仕事量も多いと考えているという証拠はあったが，一方，タイプＡ者の直面する客観的な仕事要求がタイプＢ者のそれより本当に高いという組織研究からの納得のいく証拠はなかった（Ganster, 1987, p.73）。また，タイプＡ者は，一般的に「タイプＢ者より職務不満足，不安，抑うつを多く訴える」（Chesney & Rosenman, 1980, p.195）ようにも見えない。しかし，タイプＡ者が仕事の状況，たとえばストレスに，どのように反応するかという点から，実験室実験の所見をもとに，「タイプＡ者はタイプＢ者にくらべて，現代の社会・労働環境に遍在する課題に生理学的に反応しやすい」と推測するのは可能である。このように，タイプＡ労働者は，これらの課題に敏感であり，敵意ある競争のような特定のタイプＡ行動に頻繁に没頭する可能性があり，それらは興奮とCHDのリスクにつながる（Chesney & Rosenman, 1980, p.202）。しかしながら，タイプＡ行動がストレスと関連する証拠は，依然としてあいまいなままである。この理由のひとつは，タイプＡ行動パターンは，健康との関連をもっているものの，もっと焦点を合わせた測定実践を必要とする「認知的，行動的，生理的反応の複雑な集合である」（Ganster, 1987, p.81），ということである（Edwards, 1991; Edwards & Baglioni, 1991）。2番めの理由は，ストレスプロセスにおけるタイプＡ行動の役割の概念化に十分な注意が払われていないこと，かもしれない（Cooper & Payne, 1991）。

　要約すると，一般的に一致した意見は，「タイプＡはその考えを残し，さらに追求すべき価値があるが，タイプＡは冠動脈疾患傾向のパーソナ

リティの一部分にすぎないと考えられるべきである」ということである（Booth-Kewley & Friedman, 1987, p.355）。ブース・キウイとフリードマン（Booth-Kewley & Friedman）は続けて，「全体的にいえば，このレビューで明らかになった冠動脈疾患傾向のパーソナリティ像は，冠動脈疾患傾向のイメージとして頻繁に取り上げられる，ワーカホリックで，大急ぎで，短気な個人のそれではない。むしろ冠動脈疾患傾向の真のパーソナリティとは，1つか2つのネガティブな感情をもつ個人のパーソナリティであるように思える」と述べている（1987, p.358）。今後の研究の方向は，評価と測定の実践を向上させながら，タイプA行動の疾患と関連した面を明らかにしていくことに焦点を当てることであろう。「パーソナリティと疾患との関連は精力的に研究されるべきである」というメッセージは，明快である（Friedman & Booth-Kewley, 1987, p.552）。

7. 個人差の研究に向けて

　ストレスの知覚およびストレスに対する反応の個人差の理解を非常に重要視する研究の伝統のために，研究者の好奇心が，必然的に，個人差の役割の探求へ向いても，それは必然的であり，驚くにはあたらない。ストレスの経験，影響，コーピングに関連した個人差についての疑問は，事実上，より心理学的なアプローチの特徴である。結果として，個人差の性質と役割の探求，および行動を支配している自然法則の確立のために，多くの研究努力が費やされた（Cox & Ferguson, 1991, p.7）。これらの研究のなかで，さまざまな個人差が研究された（Cooper & Bright, 2001）。これらの個人差は，「遺伝的および生物学的な差，技能または認知能力の差，人々を異なる種類の状況に駆り立てる目標と動機における差」（Bartlett, 1998, p.65）を含むが，それらはしばしば，ペイン（Payne, 1988）の3つのカテゴリーに分類される。これら3つのカテゴリーは，遺伝的，後天的，性質的カテゴリーである。ペイン（1988）が明らかにしたように，3つのカテゴリーの間で明らかに複合した影響もあるが，

彼は個人差が研究されるときにとられる異なるアプローチを要約するいくつかの質問を明らかにしている。

　これらの質問（Payne, 1988, p.210）は，たとえば，「個人差は心理学的ストレインの症状の進行にどのように関連するか，……個人差は環境におけるストレスの知覚にどのように関連するか，……それらはストレス－ストレイン関係のモデレーター（moderator）として作用するか」，そして「それらは人々がストレスに対処する方法に影響を与えるか」，というような問題を明らかにした。個人差は，ストレッサー－ストレイン関係に次の3つの方法で影響すると仮定されている：直接的（directly），またはメディエーター（mediator），モデレーター（moderator）としてである。

　直接影響は，個人差変数がストレインのレベルに直接影響するところで生ずる。

　個人差変数がモデレーターとして作用するときは，ストレス－ストレイン関係の強さまたは方向を変える（Cooper & Bright, 2001, p.114）。この場合には，たとえば，ストレッサー－ストレイン関係はタイプA行動を示す個人の方が非常に強い，と仮定することが可能である。すなわち，タイプAはストレッサー－ストレイン関係を強くする。

　個人差変数がメディエーターとして作用するとき，それらは，影響の伝達の役割を担うことになる（Cox & Ferguson, 1991, p.12）。この場合には，個人差変数はストレッサーがストレインに影響するために通る経路として作用する。コックス（Cox）とファーガソン（Ferguson）が指摘しているように，個人差の媒介的（mediating）役割は，外的な物理的イベントがどのように心理学的意味をもつようになるかの説明を提供することである（1991, p.12）。メディエーターとしての個人差を検討することは，研究者に，それらがストレスプロセスにおいて演ずる役割をより多く理解するための1つのメカニズムを提供する。さまざまな個人差を使用するモデレーターの研究は，予測的役割において研究者をより多く支援するのに役立つ（Cox & Ferguson, 1991）。

　個人差変数の研究は非常にたくさんあり，ペイン（Payne, 1988, p.209）

の分類を使用すれば,「遺伝的」の項目としては,ジェンダー,気質,知性,反応性を含むであろう。「後天的」の項目としては,社会的階層,教育,年齢を含むであろう。一方,「性質的」の項目としては,たとえば,特性不安／神経質,タイプA,ローカスオブコントロール,セルフエスティーム,外向性−内向性を含むだろう。「ストレスに対する反応は人により異なるという主張は常識的であるが,研究者はこれらの関係の複雑さをやっといま解明しはじめた」(Cooper & Bright, 2001, p.130)。現在,たとえば,否定的感情(ものごとに否定的に焦点を当てる性質,より多くのストレスと不満足を述べる傾向をもつ内省的性質),ハーディネス(状況への積極的な取組み,できごとに対する自分のコントロール力の認知,チャレンジの点からものごとを見る傾向,の3つを含む抵抗資源を多くもつ屈強なパーソナリティ),ローカスオブコントロール〈内的ローカスオブコントロール(できごとに対処できるというコントロールの予想),対,外的ローカスオブコントロール(多くのことは運しだいという予想)〉については,タイプA行動パターンの敵意特性について書かれているのと同じくらい多くのものが書かれている(Bartlett, 1988; Cooper & Bright, 2001; Cooper, Dewe & O'Driscoll, 2001, Cox & Ferguson, 1991; Parkes, 1994を参照)。個人差については,適切な方法論的アプローチを明らかにする測定方法,およびストレスプロセスのなかに個人差を位置づける枠組みの開発の点で,研究されるべき仕事がまだたくさんある,というのが批評家たちの一致した見解である。まだ議論されていない個人差のひとつは,コーピングである。「コーピングと適応の研究は,その歴史の大部分において,個人差の研究からめったに切り離されることはなかった」(Suls, David & Harvey, 1996, p.711)。この歴史については,コーピングの概念に注意を向けるときにたどることにする。

8. 1950年代と1960年代への回帰と焦点の変更

心身医学的伝統が,疾患に対する「全体論的,生物学的心身医学のア

プローチ」(Lipowski, 1986c, p.20) を普及させることによってストレス研究に影響を与え続けていた一方で，ほかの勢力も動き出していた。20世紀の初期には，行動主義 (behaviorism) の高まりがみられた。「心理学のなかでの行動主義に対する最初の反応は冷たく，不平さえいわれていた」(Viney, 1993, p.289) が，心理学の考えと実践に深い影響を与え，すぐに心理学を支配するようになった。最も急進的な形の行動主義は，「すべての種類の行動は生体の外側に見いだされるので，生理学的または精神的できごとによって行動を説明することは避けられるべきである」(Viney, 1993, p.368)，と主張していた。しかしながら，1950年代と1960年代に，行動主義者によって提供された未来像は「あまりに狭く，方法論的にも実質的にも，彼らは多くのドアを閉めすぎた」というコンセンサスが成長しつつあった (Viney, 1993, p.345)。行動を理解するための新しい広いアプローチが求められ，1950年代の心理学において最もめだつ傾向のひとつは，認知における新しい興味であった (Viney, 1993, p.439)。

論争や激しい討論を経て変化が起こった。行動主義の影響は，もちろん，姿を消しはしないし，それが強く賛意を示している「実証主義の教義」(Lazarus, 1999) も消滅したりはしなかった。しかし，心理学者たちは，極端な行動主義によって不必要とされた広い種類の現象を提供することにより，心の研究のドアを開くであろう「ニュールック心理学」に興味を示した (Lazarus, 1999, p.7)。しかし，極端な行動主義の時代の間でさえ，認知心理学への信頼はいつも存在し，遠くに姿を消すことはなかった (Hergenhahn, 1992, p.542)。しかし，多くの心理学者たちにとって今欲しいものは，認知的経験を強調する学問分野と，その強調が育つことを許す環境であった。

1960年代と1970年代の間に，行動主義の後継者である心理学の刺激-反応 (S-R) モデルは，徐々に片側に追いやられていた (Lazarus, 1999)。「還元主義者」(Aldwin, 2000) と評され，かなり困難な前途 (Lazarus, 1999) が予想されていたS-Rモデルは，より進歩的な刺激-生体-反応 (S-O-R) モデルへと変化していった (Lazarus, 1999, p.7)。今やS-O-R

モデルは，研究者が新たな情熱をもって，心のブラックボックスのなかにあり人々の行動を説明する精神的プロセスの性質を，自由に探求できるようにした（Lazarus, 1999）。ラザラス（1991）がはっきり述べているように，"O" は生体をあらわしているが，それは一般的に環境と行動反応を媒介することを指すものになってきた。そして，この媒介することこそが，結果に影響を与えるとみなされるようになってきた。心理学的モデルにある種の認知的媒介（cognitive mediation; Lazarus, 1991; 1999）プロセスを含めたことは，多くの人々にこの時期を認知革命の時代と思わせた。しかし，ラザラス（1999）が説明しているように，認知心理学の長い歴史を考慮すると，本当に革命の時代として記述することのできる時期は，認知的媒介が極端な行動主義の見方に対抗してしっかりと提起された時期だけである。

S-RモデルとS-O-Rモデルは，心理学における2つの勢力または知的伝統〈外部-客観性（外因性）と内部-主観性（内因性）〉を代表していた。心理学はいつも，「世界の客観的知識に評価を示すことを委ねられている」という強い外因性の性質をもち続けている（Gergen, 1985, p.269）。このアプローチは，ライフイベント研究と，ライフイベントは個人的意味に汚染されていない外的なできごとであるという見方，によって示されている。しかし，1960年代と1970年代には，「認知心理学という形で内因性の見方」へ「全力で」もどる姿が見られた。そこでは行動は，情報の認知プロセス，すなわち，現実の世界よりも認知された世界に強く依存している（Gergen, 1985, p.269）。もし，客観性が主観性を犠牲にして強調され，その挑戦が，伝統的な客観-主観二元論とその付随する問題を超えて新しい分析の枠組みを展開させるならば（Gergen, 1985, p.270），知識の重要な面は失われる。ラザラス（1991）が示唆したように，私たちがこの推論をストレス研究の領域にもち込んでみると，人（主観性）と環境（客観性）の双方はストレスとコーピングの鍵となる概念なので，研究者が両者（人と環境）の間の関係性，そして両者とも同じ相互作用の一部分であることを認めるならば，（訳者註：両者は切り離すことができないので）主観-客観の議論はすぐに終わるであろう。ラザラス（1991）は

「私たちが必要とするものは，この関係性と相互作用のアプローチの性質を私たちに記述させる適切な言語を見つけることだけである」と言い添えている。ストレス研究に認知−関係性の枠組みを応用するというアイディアは，この領域に深い影響を与えることになった。

　1950年代と1960年代におけるストレス研究のための関係性の枠組みへの変化は，科学の方法にとってだけでなく，毎日の生活の多くにとっても大きな意味をもっていた。この時期の研究は，この前数十年間の研究と同じくらい先駆的で人を元気づけるものであった。パラダイムの変化はあらゆる方向に波紋を投げかけ，この後数十年間のストレス研究では，ストレス理解を前進させることについてと同じくらい，方法とアプローチについての多くの論争があった。私たちを引き付ける現在の方法論はどこにあるのか，新しい方法論は何を提供できるのか，という問いは，ストレスについてのいかなる論争の中心からも決して遠くはない。その問いとは，ラザラス（1990a）が提起したように，伝統的な方法と手順を受け入れ利用するにあたって私たちがあまりに独善的になっていないか，それらは私たちが求めている問いについての妥当な答えを提供しているか，私たちが見つけている答えは最良のものであるか，ということである。方法を取り巻く論争は，ストレスの全歴史に深くしみ込み，広がっている。そして，その歴史の一部分に，私たちは何度もくり返し回帰するであろう。

9. スウェーデンにおけるストレスの歴史

　スウェーデンにおけるストレス研究の基礎は，1960年代に，ストックホルムにあるカロリンスカ研究所の生理学教授ウルフ・フォン・オイラー（Ulf von Euler）によって築かれた。オイラー教授は，尿中のストレスホルモン，アドレナリンとノルアドレナリン，の測定方法を開発した。彼は，後にこの研究に対してノーベル生理医学賞（1970）を授与された。そのような新しい測定方法の開発は，労働を含むさまざまな状況でのス

第3章 20世紀：1950年代からリチャード・ラザラスまで

トレス体験を研究するその後の研究プログラムの重要な要因となった。スウェーデンにおける初期のストレス研究は，入院患者に焦点を当てたものか，または健康人を被験者とした実験室研究であった。オイラー教授の初期の研究の上に立てば，研究者は実験室の外で利用可能な方法を用いてストレスホルモンのレベルを測定することが，今や可能であった。研究者は，人々が日常の仕事で歩き回るのを追跡し，さまざまな場所でストレスホルモンのレベルを正確に測定することができた（Frankenhaeuser, 1993）。

数人の研究者が，オイラーの研究に刺激された。そのなかで最もよく知られた1人は，レナート・レヴィ（Lennart Levi）教授であった。1959年，彼は，今では有名なカロリンスカ研究所ストレス研究室（Stress Research Laboratory at Karolinska Institute）を設立した。この研究室は，心理社会的要因と健康についての研究とトレーニングを行なうためのWHO協力センターとして指名された。心理社会的要因と健康との関連の重要性についてのレヴィと共同研究者の研究の結果として，心理社会的要因と健康についての国立研究所が1980年に設立され，レヴィがその所長となった（Theorell, 1977）。ストレス研究室で行なわれた研究の影響は，すぐにスウェーデン労働環境法（SOU, 1976, p. 1）に反映された。とくに，出来高払いの仕事と深夜交替制勤務に関しては顕著であった。

レナート・レヴィの最もよく知られた出版物の選集が，「レナート・レヴィの研究の40年―選集」として，1990年に彼の60歳の誕生日を祝って，カロリンスカ研究所ストレス研究室と心理社会的要因と健康についての国立研究所により出版された（Levi, 1990）。この選集の論文は，ストレスの基礎的な面についての初期の研究から，出来高払いの仕事および深夜交替制勤務についての研究，失業と健康についての研究，にまで及んでいる（Theorell, 1997）。

労働関連ストレスとその健康およびウェルビーイングへの影響については，スウェーデンでは数十年にわたってずっと検討され続けている。ストックホルム大学労働心理学教授バーティル・ガーデル（Bertil Gardell）は，仕事のコントロール／決定の自由度とストレスおよび心理

社会的労働問題とを関連づけた最初の研究者であった（Gardell, 1971）。これらの考えは，ほかの研究者を刺激した（Frese, 1977; Karasek, 1979; Karasek & Theorell, 1990）。南カリフォルニア大学のロバート・カラセク（Robert Karasek）が，カロリンスカ研究所ストレス研究室でトレス・テオレル（Töres Theorell）と親密に協力して，デマンド-コントロールモデル（demand-control model）の公式化につながる研究を行なったことは興味深い。スウェーデンにおけるその後の研究では，カラセクモデルは拡張されてソーシャルサポート（social support）を含むようになった（Johnson, 1986）*訳註15。デマンド-コントロールモデルは世界中のストレス研究を刺激した。しかし，このモデルについては，矛盾した結果を示す研究を基にした議論がないわけではない。

> *訳註15　次の文献には，ジョブ・デマンド-コントロール-サポートモデルの図が掲載されている。
> 島津明人　2004　職場領域におけるストレスマネジメント（1）：企業での取り組みを中心に　坂野雄二（監修）　学校，職場，地域におけるストレスマネジメント実践マニュアル　北大路書房　Pp.99-112.
> （原出典）Johnson, J. V. & Hall, E. M. 1988 Job strain, workplace social support, and cardiovascular disease: a cross sectional study of a random sample of the Swedish working population. *American Journal of Public Health*, 78, 1336-1342.

カロリンスカ研究所心理学教授でレヴィの同僚であるマリアン・フランケンホイザー（Marianne Frankenhaeuser）は，心理生理学的ストレス研究の理論と方法を伝統的な労働生活研究へ組み入れるのに貢献した。彼女の主張のひとつは，私たちの生物学的「設備」の進歩のスピードは科学技術や社会のそれらより非常に遅い，ということであった。この常に増加する食い違いが，私たちの適応能力に高い要求を突きつける（Frankenhaeuser, 1981; Frankenhaeuser & Ödman, 1983）。彼女の研究は，ストレスの原因を理解し，原因となる仕事および組織の要因を明らかにし，有害なストレスから人々を守る因子を見いだすことを目的としていた。その成果は，予防や介入の根拠として利用することができるだろう

(Frankenhaeuser & Johansson, 1986)。またフランケンホイザーの研究のもう1つの重要な面は，ストレスレベルとストレス認識におけるジェンダー差についての研究である（Frankenhaeuser, 1991; 1993; Lundberg, Mårdberg & Frankenhaeuser, 1994)。この研究で示された男女間の最も顕著な差のひとつは，仕事から帰宅したときのリラックスできる力である。午後5時ごろ，ストレスホルモンと血圧は，男性では下がるが，女性では上がる。このことは，女性の職業人に対しては，とくに当てはまる。

ストレスの教科書への最近の寄稿のなかで，レヴィ（2002）は，今日の研究者はストレス反応とその原因を多因子的に研究しているが，彼らは線型の関係を前提にしている，と結論していた。レヴィは，非線型で，相互作用のある，組織分析的アプローチを，分子から組織，社会にいたる7つのレベルで行なうことを主張している。またもう1つの重要なストレス研究の今後の方向がアーネッツ（Arnetz, 2002）によって論じられている。彼は，組織レベルでの仕事関連ストレスに取り組むことの重要性，そのようなストレスに取り組む経営者側の重要な役割，そして仕事の生物学的面を考慮しながら組織の競争力を最適化する経営者側の能力を強調している。

10. 組織心理学の起源

1950年代と1960年代には，ストレスの歴史を豊かにするほかの発展もあった。これらのうちの1つは，組織心理学（organizational psychology）の成長と成熟，および心理学的な技術と方法の労働場面への応用である。労働ストレス研究は，たくさんの研究を生み，今日まで衰えないストレスへの熱狂をつくり出した。産業心理学（occupational psychology）は，多くの論争や討論を経て，今では，20世紀の多くに広がる歴史をもっている。組織心理学の性質と範囲は，2つの世界大戦の影響を強く受けた。世界大戦は，生産性向上の必要から，疲労のような要因がどのように労

働者の健康と能率に影響するかを理解するニーズをもたらしていた。「心理学が産業の最前線に何を提供すべきか気づいていた少数の啓発された人々でさえ，心理学が戦争のやり方に与える影響の広がりを予知することはできなかった」(Shimmin & Wallis, 1994, p.18)。心理学者は，戦争中に選択と評価という点で多大な貢献を成し遂げ，さらにリーダーシップの研究で貢献を加えた。これらの貢献は，産業心理学の成長する領域に新しい深みを付け加えた。現在，組織心理学または産業心理学として知られている学問分野は，形ができ始めていた。

　ほかの新しい構想も，徐々に，産業心理学の活動範囲を労働ストレスの方向へ動かしていた。これらの動きのひとつは，1950年代後半にミシガン大学で，調査研究センターとグループダイナミクス研究センターの共同研究として開始された，組織の個人への影響研究プログラムであった。このプログラムの研究目的は，現代環境のメンタルヘルス影響についての，研究の方法，理論，実用的な研究結果の発展と関係していた (Kahn, Wolfe, Quinn, Snoek & Rosenthal, 1964, p.vii)。この研究の焦点は，成人のメンタルヘルスにあり，大規模な組織における社会心理学的要因に特別な注意が向けられていた (French & Kahn, 1962, p.1)。1962年のこのプログラムのレビューは，「研究結果から，メンタルヘルスに関係する行動の原因と結果についての社会心理学的研究は進行中であり，未来の研究はここに記述された結果を発展させ統合することが確実に期待できる，といえるだろう」と結論した (Zander & Quinn, 1962, p.63)。

　英国では，「1960年代後半，産業労働者が疾病により休業する確率が非常に高く，このトピック（産業ストレス）は官僚や実業家の関心をひいた。疾病休業はおそらくストレスによる疾患の症状と心理学的な不調に関連していると思われた」(Shimmin & Wallis, 1994, p.98)。したがって，産業ストレスの研究プログラムは，英国国立医学研究所によって始められ，雇用省と労働組合会議の支援を受けた (Shimmin & Wallis, 1994, p.98)。この初期の段階でさえ，十分な現場調査が可能であろうか，調査は現場の状況を改善するだろうか，という心配があった。しかしストレス調査はすぐに多くの場所で進行し，1970年代後半には，すべての職種

第3章 20世紀：1950年代からリチャード・ラザラスまで

と産業を対象にした，産業心理学者とほかの専門家によるたくさんの研究が開花することになった（Shimmin & Wallis, 1994, p.99）。

英国では，米国でと同じように，仕事行動を検討することが社会的に重要視されていた。1940年代後半と1950年代前半におけるタビストック研究所（Tavistock Institute）の労働場面におけるグループ行動の研究は，「職場における社会的，技術的変化に関心のある多くの分野の社会科学者の研究意欲」をとらえた（Shimmin & Wallis, 1994, p.87）。タビストック研究所の初期の研究は，個人，グループ，組織をそれらの環境に関連して検討する多段階の枠組みのなかで最も持続するもののひとつを提供した（Shimmin & Wallis, 1994, p.87）。興味深いことに，ミシガン大学調査研究センターと英国のタビストック研究所は，「組織内での人間関係への焦点」（Newton, 1995, p.32）を基盤にした同じような目的をもっていたので，互いに親密なつながりを保ち続け，双方とも職場における健康とウェルビーイングの研究の有益な方向を提供し続けた。このようにして，両方の国で，フレンチとカーン（French & Kahn）が「産業労働者の環境とメンタルヘルスを研究するプログラム的アプローチ」（1962, p.1）とよんだ研究が始まった。

エルゴノミックス／ヒューマンファクターの誕生

世界大戦が触媒となり「人と労働環境との関係に最初の興味が発生した」（Oborne, 1987, p.4）。それからこの興味がエルゴノミックス（ergonomics）またはヒューマンファクター（human factors）という分野へと発展した。時期を正確に示すと，英国では1949年7月に，人と仕事との間の問題に関心ある人々のために学際的なグループ（the Human Research Group）が組織され，1950年2月にはエルゴノミックスという専門用語が採用され，ついにその学問分野は誕生した（Oborne, 1987, p.4）。エルゴノミックスは，個人が環境にどう対処するかを考える必要から発生し，機械をオペレーターの特性に適合させることにより安全性，能率，快適性を最大化するために（Oborne, 1987, p.6）多くの学問分野が集まった多分野研究領域を反映している。同じような歴史は米国でも

見いだすことができる。第二次世界大戦後，国防総省は当時ヒューマン・エンジニアリング（human engineering）あるいはエンジニアリング・サイコロジー（engineering psychology）とよばれていたものの価値を認め続けた（Howell, 1991, p.211）。1950年代後半に，名前の合意についてのトラブルの後，ヒューマンファクターという分野ができた。この分野は，昔も今も，分析の基本理念として，人と科学技術の適合性の改善に焦点を当てている。変わったものは，人のパフォーマンスとそれをコントロールしている要因についての私たちの理解である（Howell, 1991, p.212）。変わっていないものは，心理学はまだ人のパフォーマンス理論の最良の（唯一のものではない）情報源である（Howell, 1991, p.212）。

　この分野は，ストレスの理解に重要な貢献をし続けている。驚くことではないが，ストレスの工学的モデルとエルゴノミックス／ヒューマンファクターで採用しているアプローチの間には，明らかな類似性がある。一般にエルゴノミスト（ergonomist）は，まずパフォーマンスの最適条件と労働強度の妥当なレベルが存在することを提案してからストレスに取り組む。ある種のストレスが負荷されるのは，妥当な範囲を超えた環境条件の下でパフォーマンスが要求されるときである。工学的類推にもどると，個人は物質的なシステムと同じようにある程度のストレスには耐えられるが，「耐性限界を超えると，永久的な損傷が生理学的にも心理学的にも生じる」（Cox, 1978, p.13）。ストレスは，この視点から，パフォーマンスレベルと覚醒水準，信号検出理論（signal detection theory），異なる環境要求のような概念との関係で，しばしば論じられている。ストレスを引き起こすのは，個人に重い負荷がかけられている状況であるということが，ストレス研究では基本的に強調されるが，「オペレーターと環境との相互作用はとても複雑なできごとであり」，「この複雑さが仕事のパフォーマンスをどう妨害するかを問題にすることも重要である」，という認識も存在する（Oborne, 1987, p.8-9を参照）。多分，この複雑さを理解するヒントは，研究者が個人と環境をつなぐ心理学的プロセスを考察することによって得られるだろう。

11. まとめ

　1950年代と1960年代はストレス研究に豊かな基盤を提供した。変化は起ころうとしていた。研究者は研究の新しい機会，新しい考え，新しい枠組みを利用しようと努力しており，本当に緊急性が感じられた。さまざまな発展はそれぞれ自分の歴史をもっているが，同時に全体に寄与してひとつのストレスの歴史をつくっている。時どき，研究者は概念レベルの変化の必要を受け入れているように見えるが，確立した慣行や方法を考え直す必要があることに気がつかないか，それを受け入れることができずに，研究を続けていることもある。この時期に現われ，ストレス研究に付きまとい続けている最大の危険は，「アイディアや創造的な機会の多さにではなく，多くの研究者がただ賢くうなずき，創造的な機会はほかの研究者に任されていると信じて自分の仕事を続けていることにある」(Dewe, 2001, p.92)。1950年代と1960年代はストレス研究の静かな再構築の機会を提供してくれた。この時期と利用可能な機会が研究者によって十分に利用されたかどうかは，この後に続く内容によって判断してもらいたい。

第4章
リチャード・ラザラスの功績
The Work of Richard Lazarus

第4章 リチャード・ラザラスの功績

1. はじめに

　リチャード・ラザラス（Richard Lazarus）は「おそらく20世紀のストレス研究の領域において最も影響力のある研究者」である（Daniels, 2001, p.802）。彼の研究は「先駆的で永久的な貢献」（Ben-Porath & Tellegen, 1990, p.14）をしており、また、「従来の研究者たちのもっていた展望や研究パラダイム、ストレス研究の概念をあらわす用語に対して根本的な変更を迫り、彼らの注目を集めた」（Weber & Laux, 1990, p.37）ように、「大きな影響を及ぼすものである」（Horowitz, 1990, p.25）と記述されている。ラザラスは、ストレス研究の50年後に、「理解・解明の果てしない探求に対して、有益な見解を投げかけたと信じたい」（Lazarus, 1998a, p.404）と、謙虚な姿勢で控えめに述べている。

　ラザラス（1993）が示したように、研究者は、その時代の所産なのである。彼らがその時代の展望に影響を受けるにとどまらず、その研究が次の研究者たちの展望を変えるのである。これは、あることを理解するためには、ほかのことがらについても敷衍して理解しなければならないということを意味している。このものごとのとらえ方に対する変遷が、その時代に応じて、「なぜ、どのように」という疑問を理解するための背景となり、何が重要で何が重要でないのかを決めるよりどころとなっている。このことは、ほかのあらゆる概念についての研究と同様に、ストレス研究においても事実なのである。第二次世界大戦後、ストレス研究において最も大きな影響力をもったもののひとつが、リチャード・ラザラスの研究であった。次の節では、彼の研究の意義を示したできごとを記述し、第二次世界大戦後から現代にいたるまでのストレス研究の50年間において、ラザラスがストレス研究で成し遂げた偉大な功績を紹介しよう。

2. 初期の研究

　ラザラス（1993）は，自分が心理学界に初めて登場した当時の状況について，心理学者は「ストレス」にほとんど興味を示さず，主流の概念ではないものとみなし，日常生活への応用は可能であってもごくわずかであろうと考えていたことを記している。ストレスプロセスの解明に生涯を捧げることになった彼の最初の仕事は，軍隊のための研究であった。この研究に着手してすぐ，彼と共同研究者たちは，ある個人がストレスフルな状況に反応しても，ほかの人が必ずしも同様に反応するとは限らないことを発見した。彼らの結論は，この現象を理解するためには，「ストレッサーとストレス反応の間に介在する動機づけや認知といった変数の個人差」（Lazarus, 1993, p. 3）を考慮する必要があるということであった。ラザラス（1993）はこの仮説と同時期に，心理学が刺激-反応（S-R）モデルから脱却しようとしはじめていたことを思い出している。さらに，当時は，「科学の役割は一般的法則を発展させることであり」（p. 3），これらの法則から変動（variation）があらわれた場合には，たんなる測定誤差として説明すべきであると主張する科学的ドグマが存在しており，個人差を扱うことには困難な壁が存在していたことも回顧している。

　1960年代の認知的ムーブメントの開花と刺激-生体-反応（S-O-R）モデルへの変遷はニュールック心理学によって促進された。この"ニュールック"ムーブメントから生じた研究は，環境の知覚に影響を与えている個人の態度，信念，期待，動機（Lazarus, 1998a）を明らかにすべきであるという観点を与えた。それは，この運動と，急進的行動主義にも屈せず，人間の行動においての個人差を考慮するという観点を提唱し支持しようとしていた当時の研究者たちの努力の賜物であった。この，個人差を考慮するという観点は，行動における変動（variation）の原因となる，目的と価値観についての個人差に注目するものであり（Lazarus, 1998a），ラザラスの研究（1993）に強く影響を受けている。ここにおいて，認知的な媒介が心理学的ストレス（Lazarus, 1993）の中心にあると

いう仮説へと，やがて発展することになる種子が蒔かれ，この媒介プロセスを定義する評定（appraisals；アプレイザル）という概念が根づき始めたのであった。1960年代にラザラスと共同研究者たちが提唱した，評定がストレス反応にとって基本的なものであるという研究は，S-Rの定式に落ち着いている多くの人々の心を変化させることにも役立ったのであった（Lazarus, 1993を参照）。当初は「力強い流れ」として始まった動きは，ついには「古い認識論をかたわらに押し流したかのような圧倒的な波」となり，心理学を行動主義から脱却させ，心理学者が個人の行動と反応を説明するのに精神的プロセスを用いることに対してのためらいを取り払うまでになったのであった（Lazarus, 1993, p.6）。その状況は今や，心のなかで起こっていることによっていかに個人の反応が影響されるか（Lazarus, 1993）ということを，心理学者たちが，より系統的な方法で探求するという学派へと成長を遂げたのである。

3. バークリー・ストレス・コーピング・プロジェクト

　ラザラス（1998）は3つの時期をとおして実施されたバークリー・ストレス・コーピング・プロジェクトについて語っている。第1回目の時期は，ラザラスが1957年にバークリーに到着してすぐのことであった。彼はこの時期に，ビデオフィルム提示による実験を行ない，「評価の影響」についての初期の研究に取り組んだのであった。1960年代の第2回目の時期は，「感情とコーピング」に興味が傾けられていたが，第3回目の時期は，研究室内での研究からフィールド研究へと移行を始めた。ラザラス（1998）が，評定とコーピングを論じる理論的な立場に傾倒せずに，いかに日常生活に応用できるかということを追求したいと考えたのは，1977年に始まったこの第3回の時期においてであった。ラザラス（1998）は，研究のパラダイムが変わり，プロセス志向のパラダイムになることを望んだが，それは，彼が主張しているストレス研究のパラダイムであった。なぜならば，彼が記しているように，ストレス下にある人はみな，

ストレスフルな環境との出会いを変えたいと思うからである。

　しかしながら，ラザラス（1998）が認めたように，人々の生活におけるストレスの原因と，それにどのように対処するのかということを研究することが重要で望ましいと考えれば，その研究の取り組み方についての「適切な計画」（p.191）を発展させるということも必然的に必要となってくる。したがって，彼が記したとおり，そのプロセス志向のパラダイムに取り組んだときは，彼はやや不確かな感を抱いていたのだった。だが，1973年のコーエンとラザラスの研究は，コーピングの性質を比較検討したとき，コーピングをプロセスとしてとらえる理論のほうが，コーピングとアウトカムとの双方のより効果的な予測変数になるということを示したものであった。それは，ラザラス（1998）にとって，自分の研究が正しい方向に向かっているという確信をより強めるものでもあった。そして，1970年代終わりまでには，彼は研究室内での研究から離れ，日々の生活で生じるストレスとコーピングに焦点を当てるようになったのであった。それゆえ，バークリー・ストレス・コーピング・プロジェクトの第3回の発足はしかるべきタイミングであった。そして，第3回プロジェクトは，それに先行するプロジェクト以上のものであり，極めて生産的で大きな影響を与えるものであった。

　ラザラス（1998）が，2つの主要な概念である，評定とコーピングに焦点を当てることによって，自身のストレス理論の論拠を示したのは，この第3回においてであった。この研究のために，ラザラスと共同研究者たちは，1980年代初めにハッスルズ・アップリフツスケール（the Hassles and Uplifts Scale；苛立ちごとと高揚感尺度）とウェイズ・オブ・コーピング・インタビュー調査票（Ways of Coping Interview-Questionnaire）を作成した。彼らがこれら2つの尺度の開発と研究を行なったことで，それはストレス研究において直接的，基本的かつ永続的な影響力をもつことになった。私たちは，2つの尺度のうちの1つである，ハッスルズ・アップリフツスケールを用いた研究とそれによって生じた議論の重要性を既に前の章で説明している。もう1つのウェイズ・オブ・コーピング・インタビュー調査票を用いて，ラザラスが共同研究者のスーザ

ン・フォークマン（Susan Folkman）とともに研究を行なったことは，アメリカ国内でも海外でも，ストレス研究の分野において最も引用される研究を生み出すこととなった（たとえば，Lazarus & Folkman, 1984）。コーピング尺度は，コーピングの調査において最も広く使用される尺度となり，コーピングプロセスがどのように生ずるのかということについての再現可能性のある知見を生み出した（Lazarus, 1998）。コーピング研究の歴史は，いまだ私たちの前方に遠く延びているのである。

　ラザラスが心理的ストレスから感情へと重点をシフトさせたのも，この第3回においてであった。1960年代初め，ラザラス（1998を参照）は，一方の端でストレスがあまりないことをあらわし，もう一方の端でストレスが非常にあることをあらわす尺度を使って単純に自分自身を評価するという，一次元的な変数としてストレスを扱うことに徐々に行き詰まるようになった。それはラザラス（1998）にとって，ストレスが実際に生み出す感情の幅広いバリエーションを考えれば，反応を測定するにはむしろ制限的でいくぶんおもしろみに欠ける方法だったのである。ラザラス（1998）は，すべての感情は，人間に起こっていることの重要性について語る非常にさまざまなストーリーをもっていること，そして，人間の心の豊かさと複雑さ，「適応のための絶え間ない努力を意味する」（Lazarus, 1998, p.209）のが，この感情の多種多様性なのである，と主張している。ここから，コア・リレーショナル・ミーニングズ（core relational meanings）という考え方が生まれるにはほんの小さなステップしか要しなかった。それは，それぞれの感情は異なる評定のパターンを背景にもち，評定とコーピングと感情反応の関係性をたどる経路が確立されているという考え方である。関係性と評定との関連というこの考え方は，重要なそして時には激しい討論を生むこととなった。この考え方が有用な性質をもっているということは，ラザラス（1998a）の，個人と環境との出会い（encounter）が個人的な意味合いによって定義されているという記述を見れば明らかである。ラザラス（1998a）は，これらは，感情とコーピングの重要な源であるということを意味していると付け加えている。バークリー・ストレス・コーピング・プロジェクトは1988年

に終わりを迎えた。そのときまでこのプロジェクトは，ストレスの分野に，評定とコーピング，感情を取り巻くプロセス志向の観点と，個人と環境との出会いというトランスアクショナルな観点とを与えた。バークリー・ストレス・コーピング・プロジェクトにおけるラザラスと多くの共同研究者たちの研究は，支持者の興味も批判者の興味も同様にとらえることになった。バークリー・ストレス・コーピング・プロジェクトの終了から50年，その研究はいまだ話し合われ，討論され，調査されている。ラザラスと彼のグループによって生み出された研究は，いまだストレス研究の中核を占めている。ラザラスが，「コーピングプロセスと人間の適応に関する有用な研究が生き生きと熱意をもって続く」よう望んだことは現実のものになっているのである。

4. 評定に関する歴史

　ラザラスが1966年の著書で示唆したように，心理学的ストレス研究は人間と環境との特殊な関係性に注目している。それは，人間の資源に負担をかけたり，限度を超える環境との出会い（encounter）から生じた要請についての関係性である。この交流を「分析する構成部分」が評定（appraisal）である。この評定のプロセスこそが，人間と環境とを結び付けるのである。ひとたび環境との出会いが「ストレスフル」であると評定されると，コーピングプロセスは「問題となっている人間と環境との関係性」の調整を始め，これらのプロセスは続いて起こる人間の評定に影響を与え，ストレス反応の種類と強度にも影響するのである。この認知的（cognitive）関係の観点は，かつては凝り固まった行動主義の抵抗を乗り越えなければならなかったが，今やほとんど優位を占めたも同然といえよう（Lazarus, 1990, p.1）。さらにラザラス（1990）が示したように，評定やコーピングのような概念はいまだに，有益な歴史的発展を探るストレス研究者の日常用語の一部になっている。

　ラザラス（1966; 1933; 1998a; 1999; 2001）は，評定の概念を歴史的に概

観するためのいくつかの情報を提供している。ラザラス（1998a）は，『R. S. ラザラスの研究と理論の50年：歴史的永続的問題の考察』（*Fifty Years of the Research and Theory of R. S. Lazarus: An Analysis of Historical and Perennial Issues*）という著書のなかで，心理学的ストレスの理論のなかで評定が果たす中心的役割について，1960年代初期以降から長年にわたって研究をしてきたので，評定という用語を初めて使用したのは正確にはいつであったか特定することは困難であると述べている。したがって，彼はこの本を書くにあたって，その用語が初めて現われたのはいつであったかということを追跡するため，研究初期の1950年代から1960年代にまでさかのぼっている。ラザラスが発見したとおり，彼が最初にその用語を使用したのは1964年であり，体系的理論的な概念として使用したのは1966年からであったが，その概念がいかにそれ以降発展してきたかということについては深い歴史がある。起きたできごとに対して与える個人的意味づけにおいての個人差が，ラザラスの，ストレスにおける個人差への興味につながったのであった。ラザラスが自分の研究をレビューした著書（1998a）で説明しているように，彼はグリンカーとスピーゲル（Grinker & Spiegel, 1945）の研究に強く感銘を受け，ストレスは個人的な意味を扱わなければならないという信念をもち，ストレス反応における個人差を，たとえば「個人的意味」，「状況の主観的定義」（1998a, p.392）などといった用語で説明するようになった。個人的意味は，評定（appraisal）の本質において，評価する（evaluate）ということを必要とする。ラザラスが後に記しているように，この考えは，彼の研究において極めて初期の段階から認められ，彼のアプローチの特徴となるものであった（Lazarus, 1998a）。

　一時，ラザラスは評定というよりむしろ，知覚（perception）という用語を使用していた。評定という用語の使用への転換は，アーノルド（Arnold, 1960）の先駆的研究を評価してのことであった。ラザラス（1998a）が1960年代の議論をレビューしたときに，認知という言葉は彼にとって自分の考えていることを表現するにはあまりに狭義すぎるように思われたのであった。なぜならば，たとえば「環境との出会いの重大

性を判断する」というように，その言葉の表現では，観念を伝えようと意図してはいても，実際に評定の本質というものをとらえることはできないからである。評定という言葉は，ラザラスにとっては心理的ストレスに非常に関連があるアーノルドの認知的媒介アプローチ（cognitive-mediational approach）によって拍車がかけられ，「もっともな理由で」適切な用語となった。それはなぜなら，認知よりも評定のほうが，継続していることがらについての評価という概念をより強調するからである。ラザラスが2001年の著書にも記したように，自身のストレスの理論において評定についての理論化を始めたのも，この時期あたりであった。評定には2種類がある。それは，一次的評定と二次的評定であり，両者は互いに依存し合っているのだが，切り離して議論される。ウェルビーイングという観点から環境と個人との出会い（transaction）の重要性を評価するプロセスは，一次的評定と記述される。一次的評定における基本的な論点は，「脅威にさらされているか否か」ということであり，なされたその評価が，その出会いはストレスフルなものであるということであれば，選択肢は，害／損失（harm/loss；すでにダメージが生じている），脅威（threat；将来ダメージを受ける可能性がある），挑戦（challenge；成長や熟達，習得の機会）の3つとなる（Lazarus, 1999, p.76）。後に，ラザラスは視点をストレスから感情へシフトさせた際，「利得（benefit）」とよばれるもうひとつの評定をつきとめた。ラザラスが2001年の著書に記したように，ポジティブな感情を説明する必要が生じ，ポジティブな感情と評定のパターンを結ぶ異なるルートが必要となったことから，この評価が取り入れられたのである。ところで，たとえば，「脅威」と「挑戦」のような評定が，同じ環境と個人との出会いのなかで生じる可能性があるのかどうかという疑問も存在する。ラザラス（2001）が与えた回答は，さまざまな評定が常に生じているであろうということである。つまり，評定のプロセスが展開するにしたがって，いったん脅威であったものが，挑戦に変化しうるということであり，その逆もまたありうるということである。

　二次的評定はストレスフルな環境との出会いについて「なしうること」

について焦点を当てるプロセスを指している。この評定はコーピングの選択を評価すること（evaluating）に関連している。それはコーピングそれ自体というより，コーピングの認知的な基礎となるものである（Lazarus, 1999）。ストレスフルな環境との出会いにおいて，私たちは入手可能なコーピングの選択を評価し，そのなかでなすべきことを決定しなければならないとラザラスは論じている（2001）。ラザラスが1999年の著書のなかで回顧しているように，評定とコーピングを厳密に切り離すことは非常に難しいことが多いため，評定のプロセスのこの側面をどうよぶべきかはあいまいで難しい問題である。ラザラスが指摘し続けたように，評定とコーピングは「関連して生じる」ものであり，このことが，環境とのどんな出会いであろうと同じ様相を示すものであるのか，考えていることないし実行していることは評定なのかコーピングなのかあるいは双方なのか，といったことがらを不明確にする原因のひとつになっており，評定とコーピングの関係性は非常に複雑な問題になっているのである。さらに，評定のあるタイプが，ほかのタイプと独立にはたらくことは決してないので，一次的評定と二次的評定とを比較することはできない。したがって，「二次的な」という用語の使用は，一次的評定と比較して重要なプロセスではないということを意味しているわけではない。したがって，ラザラス（1999）が記したように，もしそれらが独立に議論されるとしたら，特徴を区別するというのは，タイミングの特徴ではなく内容の特徴を区別することを意味しているのだということを理解しなければならない。

　その問題は，評定のプロセスの複雑さとプロセス志向の観点によって生じており，「どのプロセスが生じているのか」という疑問は，環境との出会いにおいて人間が考えたことや行なったことについて，常に深い洞察をもって構築しなければならない（Lazarus, 1999）。したがって，評定の根本的重要性とストレスプロセスにおけるその役割についての議論は，方法論についての議論から切り離すことはできないのである。さらには，伝統的な方法は，もはや求められているような事実の解明はできないであろうということを，研究者らは受け入れなければならない段階にきて

いるのである（Lazarus, 1999）。

5. 評定の性質とその議論

　ラザラスは，1995年の論文において「感情の認知的媒介理論に内在する悩ましい研究上の問題」（p.183）を明らかにしたのであった。これらの問題のひとつは，評定の性質に関わることがらであり，すなわちそれは，評定のプロセスとは意識的なものか無意識的なものかということであった。初期の研究では，彼は評定を意識的で意図的なものとして扱っていたことを述べている。ラザラス（1999）は，この点について，評定に関して"認知的"という接頭辞を今後も引き続き使用することは不要であろうと記している。"認知的"という接頭辞は当初，評価のプロセスが含まれているという複雑さに注意を向けるために使用されていたのだった。ラザラスは，ストレスから感情へと注意を転換させたため，評定の性質を検討することに着手しはじめた。彼は，評定というものを，考えぬいた結果というよりは瞬間的なものとしてとらえるアーノルド（1960）の考えに惹かれていた。当初ラザラスは以下のように記述していた。「私は，アーノルドは評価的判断の複雑さを十分に論じていないと考えていた。……それは当の私自身にもいえることである。……（今，）私は，評定するというプロセスが複雑で抽象的なものであっても，即時性をもつであろうということにより強い関心をもっている」（Lazarus, 2001, p.51）。

　ラザラスが記しているように，彼の最初の研究（1966）以来，心理学では顕著な態度の変化が起こり，研究者が無意識のプロセスに興味をもつようになった。1980年代，1990年代において，この興味は，「無意識とは何か」，「それは何を意味しているのか」，ストレスの領域について「評定は無意識でありうるのかどうか」（Lazarus, 1995; 1999; 2001）という疑問へと急速に変化していった。最後の疑問については，ラザラスは明確に「Yes」と答えている。とはいえ，ラザラスは，この興味と研究

第4章 リチャード・ラザラスの功績

の急激な高まりが，認知的無意識として表現されうるものに注意を傾けることとなったということも述べている。

認知的無意識（Lazarus, 1991a; 1995; 1990; 2001を参照）は，注意を向けなかった結果としての無意識である。それはいくつかの理由によって生じるが，ここで重要な点は，ラザラス（1995）が述べたように，すでに注意を受け取ったことがらを「自動的に評定している」という考え方である。この考えを受けてラザラス（1999）は，評定が生じる2つの主要な対照的経路があることを示唆している。1つめは「時間をかけての判断で，おもに意識的」なものであるのに対し，2つめは「直観的で，自動的，無意識的」なものである（Lazarus, 1999, p.82）。ラザラス（1999）は，双方とも認知的な活動を必要とすることを強調している。ラザラスが示唆したように，後者の観点を受け入れなければ，評定の概念がもつ説明的可能性は小さくなり，無意識的評定はどのように評定が認知され測定されるのかという基本的な方法論上の問題点が増えるであろう。ラザラスが示したように，かつては時間をかけて考えられた評定が，時間の経過にともない，より自動化し短絡化するとしたら，この2つの経路を区別することは容易ではない。自動化した経路では，継続していることがらに対してはそれ以上の注意を払わずに自動的に同じ評定がなされることになる。この考え，つまり時間をかけて考えぬいた評定は，時間が経過すると自動化しうる，という考えについて，ラザラスは以下のように示唆している。時間をかけて判断された評定がより意識的な傾向にあり，自動的な評定がより無意識的傾向にあるという説を妥当なものとして受け入れる以前に，まず別の疑問が生じることになろう。それは，これらの異なる評定のタイプがどのようにはたらくのかということについて詳細を知る必要があるかのかどうかということである（Lazarus, 1995）。

上述の意識的評定と無意識的評定の問題に直面したときに，ラザラスはそれを難しい問題であると述べているが，この種の問題は，ストレスプロセスにおける評定の役割についての幅広い議論のたんなる一部でしかない。これらの議論で最もよく知られたものは，ラザラスとザイアン

ス（Zajonc）との間で1980年代に始まった，感情（emotion）は認知（cognition）を必要とするのか，もっと正確には，情動（affect）は，認知を必要とする感情を含めた経験を包含するものとしてより広く定義されるのかどうか，という問題についてである。『アメリカン・サイコロジスト（*American Psychologist*)』という学術雑誌は，議論が交される主要な「場」になっていた。ザイアンスの主張（1980;1984）は，「情動的な判断は，これらの情動的判断の基礎となっていると一般には想定されている知覚的作用および認知的作用からはまったく独立していて，時間的には先行しているであろう」（1980, p.151）ということであった。ザイアンスは以下のように続けている。「大部分のケースにおいて，なんらかの先行する認知的プロセスが実際に存在するということを証明するのは極めて難しいことである」（1980, p.155）。1984年に，ザイアンスは情動と認知は「通常は連動して作用するが，情動は先行する認知的プロセスがなくても生じうる」（1984, p.117）と，主張を訂正している。

ラザラス（1991b）はその議論の「活気と綿密さとバラエティーの豊富さ」は「注目に値する」ものであるということを記述しており，加えて，「ザイアンスは，多くの心理学者の心の琴線にふれ，彼らの心のなかに明らかに潜んでいる未解決の現代の問題を露呈した」（p.7）と記している。ラザラス（1982）は書物のなかで反論し，認知的評定は人が遭遇に対して与える意味と重要性とを指しており，それゆえに認知的評定が感情的反応のタイプの基盤となるのだという，長い間彼が保持してきた立場を再度主張している。一方でザイアンス（1984）は，独立に生じうる情動が，経験的な背景に基づいていなければならないものなのかどうかという疑問を投げかけている。彼はまた，評定のプロセスが生じているということを一体どのようにして確かめることができるのかということも述べている。それに対しラザラス（1984）は，感情と認知は独立しているのか，あるいは感情は認知的活動に先行しうるのかということを示すどのような証拠があるのかと反論している。彼はまた，「もっともらしさという点では，情動は独立しているように見えるかもしれない」とも述べている（1984, p.126）。ザイアンスは，「認知が存在しないということを

第4章　リチャード・ラザラスの功績

証明できないのは，存在するということを証明できないのと同じことだ」（1984, p.126）と応じたのだった。ラザラスは，以下のように論じている。「調査によるデータによって，その議論が解決しうるのかどうかは疑わしい。それゆえに私たちは，自分たちの想定や主張，仮説を主張できるかどうかを評価するのに役立つような偏った結果を視野に入れないようにしつつ，おもにロジックとセオリーに依存せざるをえないのである」（1991b, p.16）。

　ザイアンスの原著論文によれば，ラザラスとザイアンスの議論はそれに加わった研究者とともに，6年以上盛衰をくり返してきた。しかしこの議論は，たんに問題が論じられるというだけにはとどまらず，研究者たちをストレスの客観的測定の立場と主観的測定の立場とに二分したのである。個人的意味という観点からできごとが評定されるという考え方は，多くの研究者をいまだ不安定な立場にしており，彼らは，「いくつかのできごとは大部分の人にとってはストレスフルであると推測されるので，客観的な環境のできごとを分析するということはまったく道理に適ったことである」（Costa & McCrae, 1990, p.23）とも主張していたのであった。一方で，合理的な方法を用いて正確に客観的なできごとの測定をすることができ，またすべての人にとってストレスフルであると仮定できるできごとを特定することはまったく可能であるはずだということを信じている挑戦的な研究者も少数ながら存在した。ラザラス（1990）が主張しているように，そのようなアプローチが実際に客観的であるかどうかということは議論の余地がある。なぜなら，彼らは「主観的な適合」という場合をどうしても説明しなくてはならないし，ある人にとって重要なことが，ほかの人にとっては重要ではないかもしれないからである。ラザラス（1990）が論じたように，重大なライフイベントでさえ，いつも同じコーピングのはたらきや感情的反応を生じさせるというわけではないのである。客観的な測定の立場に立っている研究者たちがしなければならないことは，主観的測定がストレスプロセスを説明するのと同様に，彼らが使用している客観的測定が，どのようにストレスプロセスを説明するのか示すということである，とラザラスは結論づけている

（1990）。その議論は今もなお続いている。

1990年代後半における著書でラザラス（1999）は，パーキンソンとマンステッド（Parkinson & Manstead, 1992）が述べた評定の理論について論じている。彼らは，「認知的評定というものが対象やできごと，関係性といった個人的意味の理解のための唯一の手段であるのかどうかという疑問点について，私たちはラザラスの意見に異議を唱える」（Parkinson & Manstead, 1992, p.139）と記したのだった。パーキンソンらの主張の要旨は，評定は，本質的にプロセスに含まれているのだが，「それらは決して感情の唯一の決定因ではない」ということである（Parkinson & Manstead, 1992, p.123）。これらの研究者の観点に立てば，評定の扱いと測定が難しいことに変わりはないが，「感情の基本は認知的ネットワークと同様に社会的ネットワークをとおしても与えられる」（1992, p.146）ということになる。後の論文でパーキンソンは，「評定の表出は，しばしば感情へ続くステップとなる」（2001, p.180）と記している。しかしそこでは完全な説明はしておらず，続けて，「これらのステップを感情のアウトカムへ結びつけ，関連づける経路が綿密に計画されたときにしか，その全貌は明らかにならないのである」（2001, p.180）と述べている。ラザラスはそれに対する回答のなかで，以上の議論の相違は，「評定がたんに感情のプロセスにおける十分条件というよりはむしろ，必要条件であるのかどうか」（1999, p.97）という根本部分での本質的な不一致にすぎないのだと論旨を転換している。パーキンソンとマンステッドが主張した方法論上の難しさと，評定のプロセスを探求するときにすべての研究者が直面する難題とを認めつつも，ラザラス（1999）は以下のように結論づけている：「パーキンソンとマンステッドの示した証拠をかんがみても，認知的媒介変数が感情を喚起するのに重要な要因であるという，自分が長い間支持してきた個人的意味を中心とするアプローチを捨てるほど，その経験的事実が十分に説得力のあるものとはいえない」。

評定は，ラザラスのストレスのトランスアクショナルな媒介理論にとっての基盤であるが，評定という概念が説明に役立つという可能性は疑うべくもない。当然，その議論は，プロセスとそのプロセスを構成する

要素に焦点が当てられている。私たちが評定のプロセスと，それが感情に与えるインパクトの性質についての議論をさらに理解しなければならないなら，そのようなプロセスを研究するということで，伝統的な方法論の適切さを再考する必要が生じてくるということに同意することになろう。ラザラス（1990）は，決定的な意味合いというものが感情に対してどう作用しているのかを扱うことに関わることがらをまとめたが，同時に，個人が私たちに伝えた内容からその意味を推測するほかに，意味というものを明らかにするためほかの手段をも見いだす必要があることを示唆している。ストレス研究の前途を一望してラザラス（1990）は，「縦断的で，詳細で全体論的なスタイルの研究」（p.47）が，使い古された伝統的なデータの集積による方法に依存し続けるよりも，個人が考えていること，感じていること，していることについてのより豊かで啓発的な情報を提供することを確信させるような，一層説得力のある理由が今後明らかになろうと予測している。

6. ラザラスとコーピングのプロセス的観点

　ラザラスは，「私の観点では，適応のための重要性に関しては，コーピングというものは概念としてのストレスに匹敵する」（1998a, p.202）と論じている。ストレスのダイナミクスを理解するため，研究者は，コーピングにとくに目を向けなければならない。というのも，これに注目しなければ，どのようにストレスプロセスが生じるのかということを理解することは望めないからである（Lazarus, 1998）。ラザラスにとって，コーピングとは2つの最も重要な概念のうちの1つであり，もう1つの重要な概念がこれまで述べてきた評定である。それゆえに，私たちはラザラスの伝統的なストレス理論におけるコーピングの役割について取り組んでいるのである。コーピングの概念は長い間存在してきた（Lazarus, 1993b)。その基本的な考え方は紀元前1400年ごろにまでさかのぼることができるのだが（Lazarus, 1998），サイコロジカル・アブストラクト

(*Psychological Abstracts*)に「コーピング」という用語として単独のカテゴリーが与えられたのは1967年のことであった（Snyder & Dinoff, 1999）。自伝のなかでラザラス（1998）は，コーピングというトピックにほとんど関心がなかった時代に，その先駆的研究をどのようにして始めたのかということを述べている。コーピングについての彼の考えと研究は，1966年の著書が初出であった。コーピングについての関心は，最初はゆっくりと展開していったが，その状況は1970年代に変貌することとなり，1994年から1997年にかけて，3760のコーピングに関する論文が刊行されるという勢いを見せ，コーピング研究は発展し始めた（Snyder & Dinoff, 1999）。

1970年代の終わりには，コーピングを特性やスタイルとしてとらえる伝統的な立場から，プロセスとしてとらえる立場へと重点が移り変わっていった（Lazarus, 1993a）。双方の観点とも適切なコーピングの理解にとって重要なものであるが，特性論的アプローチは不変性と構造に焦点を当てるものであり，プロセス論的アプローチは継時的変化に焦点を当てており，それぞれ異なる問題を取り扱っている。ラザラス（1999）は，自分のコーピングのプロセス論的観点は，彼のストレス研究への最も重要な貢献のうちのひとつであったと記している。この観点こそが，彼のフィールド研究の主要な焦点を形作ったのであった。1980年代のバークリー・ストレス・コーピング・プロジェクトにおいて，彼は共同研究者とともに，この観点を運用した方法を研究にすぐに取り入れ，研究対象者の生活にこの基準を適用しはじめた。

ラザラスは，コーピングをプロセスとしてとらえたとき，コーピングには3つの原則があるということを提示した（1998, p.201を参照）。それは以下の3つである。第1に，コーピングは環境との出会いの意味合い(the courses of encounter)を絶えず変化させること，第2に，コーピングはそのアウトカムとは独立に評定されなければならないこと，第3に，コーピングは資源に負荷を課するか資源を超える要請に対処する努力のなかで，個人が考えることや行なうことから成り立っているということである。これら3つの原則によって，コーピングは「個人の資源に負荷

をかけるないし資源を超えると評定される，特定の外的要請ないし（かつ）内的要請を扱う認知的，行動的努力を絶えず変えてゆくことである」と定義されたのであった（Lazarus, 1998, p.201）*訳註16。

> *訳註16　次の文献には，ストレスと対処の改訂モデルの図が掲載されている。
> Lazarus, R. S. 1999 *Stress and Emotion*. New York: Springer. 本明　寛（監訳）2004　ストレスと情動の心理学　実務教育出版

7. ウェイズ・オブ・コーピング調査票

　これら 3 つのコーピングのプロセスの原則は，1970年代終わりから1980年代のバークリー・ストレス・コーピング・プロジェクトにおいて，ウェイズ・オブ・コーピング調査票とよばれるコーピングプロセスを測定するための手法を作成することにつながった（Folkman & Lazarus, 1980を参照）。原版の調査票は68項目から構成されており，ストレスフルな遭遇の要請に対応するために研究者たち（Folkman, Lazarus, Dunkel-Schetter, DeLongis, & Gruen, 1986）が使用していた，認知的，行動的方略の幅広い領域をカバーしているものである。その項目は，ラザラス（1966）や共同研究者（Lazarus & Launier, 1978），コーピングの文献によって示されたおのおのの理論的モデルに合わせて構成されている。この調査票は，「はい」か「いいえ」で回答するものであり，「常に特定のストレスフルなできごとを想定して回答」させるものである（Folkman, 1982, p.100）。

　原版の調査票の改訂（Folkman & Lazarus, 1985）は，重複した項目や不明確な項目を取り除き，新しい項目を加え，回答の形式を「0 = あてはまらない／使用しない」から「3 = 非常によく使用する」までの 4 件法に変更したものである。バークリー・ストレス・コーピング・プロジェクトにおいて，回答形式を 4 件法に変更することを決定したときのメンバーの 1 人に，アルドウィン（Aldwin, 2000）がいた。彼女は，「プロジ

ェクトの研究者たちが，努力量や頻度，持続時間のように部分的に重なり合う構成概念の程度を測るスケールをどのように表現すればよいのかということにしばらくの期間悩んだ」ことを記録している。「私たちはこの難問を解決することはできない。それゆえ正直なところ，『あなたがそれぞれのコーピングを使用する程度は』というとても主観的であいまいな用語を使用することに頼っているのである。しかしながら，スケールに不明瞭さを加えることになったとしても，努力量というものが無視できないほどに重要な概念であるということを私たちは大変強く感じているのである」(p.124)。この議論は，コーピングを測定するためには結局，調査票の使用に落ち着いたということから生じている問題なのである。

改訂版の調査票はコーピング研究において最も広く使用される尺度となった（Lazarus, 1998）。この調査票は，作成しうる最高の調査票であり，「プロセス志向，文脈志向のコーピングアプローチ」（Lazarus, 1993a, p.237）のために作成され，面接や自己記入式などで使用することができる。この調査票は，個人がある特定のストレスフルな環境との出会いにおいて，ある考えや行動をとったかどうか，そしてとったとしたらどの程度であったかを問うものである。質問票の項目は，問題焦点型と情動焦点型の2つのカテゴリーに分類される（Folkman & Lazarus, 1980を参照）。問題焦点型は，「問題の原因を変えたり対処したりするための認知的問題解決の努力や行動的方略を記述している」（1980, p.224）項目を含むカテゴリーである。情動焦点型は，「情動的ディストレスを減少したり対処することに向けられた認知的，行動的努力」（1980, p.225）の項目を含むカテゴリーである。この「分類は，コーピングプロセスの複雑さや豊かさを反映したものではないので，異なったデータセットで因子分析を実行」（Schwarzer & Schwarzer, 1996, p.114）することで経験的に導かれた，8つのコーピングのカテゴリーが生じることとなった（たとえばLazarus, 1999, p.115を参照）。これらの8つのコーピングカテゴリーは，後になって，比較的一貫していて有効であることが見いだされた（Lazarus, 1999）＊訳註17。

このコーピング研究の発展のペースには，畏敬の念をあらわさざるを

> *訳註17　次の文献には，ウェイズ・オブ・コーピング調査票の因子と質問項目例が掲載されている。
> Folkman, S. & Lazarus, R. S. 1988 *Manual for the Ways of Coping Questionnaire*. Palo Alto: Consulting Psychologists Press.

得ない（Lazarus, 1999）。ラザラスは，ラザラスとフォークマンのアプローチを利用したいくつかの研究を引用し，これらはおそらく，引用した研究以外のさらに数多くの研究の代表であろうということを考慮したうえで，1999年の著書の1ページ半を割いて83の「重要な」コーピング研究を記している。これらの多くはウェイズ・オブ・コーピング調査票を使用したものであった（pp.118-19）。コーピング研究は，ラザラスとフォークマン（1987）によって早くから取り上げられたテーマであり，彼らは，本格的にコーピングのプロセスの測定を行なうため，1970年代終わりにほかの研究者とともに，どのようにして研究を始めたかということを記述している。

　ラザラスとフォークマンは続けて，4つのグループの研究者たちを記している。彼らはその時期にコーピングの目録を作成している研究者たちであった。ラザラスらは，シュバルツァーとシュバルツァー（Schwarzer & Schwarzer）が1996年にコーピングの調査を実施したときまでを調べ，ウェイズ・オブ・コーピングのほかによく利用される12のコーピングの目録を示している。この膨大な研究と，自分の研究手法のレビューから，ラザラス（1993; 1999）は，5つの経験的な結論を同定した。この「結論は，ラザラスらやほかの研究者たちによって何度となくくり返されていること」（Lazarus, 1999, pp.119-22）であった。：（a）人々はあらゆるストレスフルな環境との出会いにおいて，さまざまなコーピングを使用している。（b）あるコーピングは個人的な要因に関連しているが，一方で社会的要因に関連するものもある。（c）個人と環境との出会いの展開に応じてコーピングは次から次へと変わる。（d）コントロールに関わる二次的評定はコーピングの選択に影響を及ぼす。（e）コーピングは感情的アウトカムに大きな影響を与える媒介変数である。

7. ウェイズ・オブ・コーピング調査票

　膨大なコーピング研究は，コーピング調査票の使用に基づいているが，「これらの道具を思慮分別なくくり返して使用すること」（Coyne, 1997, p.153），そして「これらの道具を適用したコーピング研究の，まちがった心理測定のアプローチが優位に立っていること」（Somerfield, 1997, p.175）が，研究者からの最も鋭い批判を生むこととなった。ラザラスは，コーピングを測定する際，とくに調査票がおもなデータ収集の方法である場合に，研究者が直面する問題にはっきり気づいていた。1990年代初めから，ラザラスは，コーピング研究における調査票はほぼ限定的な信頼性しかもたないことについてすでに疑問視し始めていたのであった。

　ラザラス（1998）は，調査票がある種のデータを収集するには有用であり，コーピングの測定のアプローチとしてのウェイズ・オブ・コーピング調査票を捨てようとは決して考えてはいないが，調査票というものが意味を見落としがちであるということを述べている。彼は，調査票とは，コーピングプロセスの豊かさや複雑さをとらえるように作成されてはいないし，正しくは作成することはできないのであると論じている（1998）。重要なことは，調査票が与える情報は，コーピングプロセスを十分理解するための知見にわずかにふれる程度のものでしかないということである。

　ラザラスはコーピング研究の状況を評した際，コーピングプロセスのより詳細な研究に賛意をあらわしている。それは，コーピングの性質をさらに深く理解するための方法を同定することに献身し，徹底的で長期的かつより全体論的な方法を用いてより詳細にコーピングを調査する研究者が育つことでいかに自分が励まされてきたかということであった（Lazarus, 2000）。このコーピング研究の観点は，今や「新しいコンセンサスであり，新たなアプローチを試みる機は熟している」（Somerfield, 1997, p.176）のである。

8. ラザラスと感情研究

　ラザラス（2001）は，3つの観点をとおして研究が進んでいったことを述べている：（a）評定という構成概念の起源と用語の使い方，（b）心理的ストレスへの応用としての評定の理論，（c）ストレスから感情への焦点の変化。ラザラスは常に感情の重要性を感じており，1966年には早くも感情の理論に注意を向け始めていたのであった。しばらくの間，ストレスと感情は2つの「まったく独立した研究」であり，「実際には別々のトピックとして扱われるべきものであるとされてきた。実際には，感情は上位の概念であり，ストレスは下位の概念であるが感情の実体の大変重要な部分である」（Lazarus, 2001, p.54）。評定と感情の関連は，コア・リレーショナル・ミーニングズ（core relational meanings）という考え方を通じて経路が定められる。コア・リレーショナル・ミーニングズにおいて，すべての感情は評定の異なるパターンへ関連づけられる（Lazarus, 2001）。感情を扱う際の難しさと複雑さは考慮すべきものであり，ラザラスがよく議論しているところである（1991; 1993; 1999; 2001）。ラザラスの観点からして重要なことは，評定と感情について考えるときに，私たちは感情の統一体としてそれをとらえるということである。大部分の評定の理論は，感情から意味の構成要素を分類するのに有効であるが，コア・リレーショナル・ミーニングズをとおして評定と感情が結び合わされ，関連づけられる経路を記述するには有効とはいえない。これを抽象的概念というより高いレベルにもってゆくには，それぞれの感情はコア・リレーショナル・テーマ（core relational theme）で関連づけられているという前提を必要とするのである[訳註18]。これまで，評定するということと評定の内容，感情とコア・リレーショナル・テーマを取り巻く議論が，言及され，討議されてきた。コア・リレーショナル・ミーニングズはその状況に応じた経路を意味しているが，そのコア・リレーショナル・ミーニングズをとおして，ラザラスが提示したことのなかには考慮すべきことがらが数多くある。それは研究者に，ストレス研究で

非常に必要とされる系統立った概念を提供しうるであろう。

> ＊訳註18　次の文献には，感情の核となるコア・リレーショナル・テーマが掲載されている。
> Lazarus, R. S. 1999 *Stress and Emotion*. New York: Springer.　本明　寛（監訳）2004　ストレスと情動の心理学　実務教育出版

9. まとめ

　もしラザラスの研究が以上に記したような重要な貢献をしていなかったとしたら，ストレス研究の50年を概説することは困難なことであっただろう。ラザラスの研究と理論の詳細な説明は，「歴史的かつ永久の問題の分析」と彼が評していることがらを記した1998a年の著書に見ることができる。3つの時期にわたるバークリー・ストレス・コーピング・プロジェクトは，およそ30年間に及んだ。このプロジェクトが終了して約15年後の今日，ラザラスと共同研究者らが評定とコーピング，感情において産出した研究は，いまもストレス研究の中心を占めている。これらの概念を取り巻く議論がいまだ激しいという事実は，ラザラスと共同研究者らがストレス研究者たちを駆り立てて研究に挑ませ具現化させたことで生じた，理論的・方法論的な挑戦の産物である。ラザラスの，コーピング研究の質についての記述と，分析と演繹的推論についての多くの予測，理想的な研究デザインについての議論，ストレス研究者たちが誇りに思えるような質の高い創造的な研究が増えていくことを見ている喜び，これらは，伝統的方法の制限的な性質に対抗した彼の立場が，十分に認められた証であるように見える。

　ラザラス（2000）は，ストレス分野の先駆者として記述されたことに，謙虚な反応を示して以下のように述べたのであった。「私は，意義のある概念の分析と，有益な方法論上の原理をここに記したと信じたい。それらの概念の分析と，方法論上の原理は，実際に試みて最終的には帰納的

に判断することが可能なものであり，またそうすべきものである」(Lazarus, 1998a, p.216)。ラザラスは，ストレスの歴史における以上のものを私たちに残してくれた。ストレス研究は彼の，非常に強力で考え抜かれた，熱意ある貢献によって奥深いものになったのである。

第5章

職業性ストレスと産業保健心理学

Work Stress and Occupational Health Psychology

第5章 職業性ストレスと産業保健心理学

1. はじめに

　ビアーとニューマン（Beehr & Newman, 1978）は，職務ストレス（job stress）と従業員の健康に関する発展性のある論文のなかで，「大半の人間は起きている時間の約半分を仕事に費やしているので，仕事の諸要因が従業員のウェルビーイングに対して重要な影響をもちそうである」と述べている。職業性ストレス（work stress）の豊かな歴史は，ビアーとニューマンがその論文を執筆するまでには，すでに形づくられていた。1950年代，1960年代に現われはじめた職業性ストレス研究は，疲労や精神衛生に関する研究に起源をもつ伝統を受け継いでいた。また，それは2度の世界大戦からの要求によって形づくられ，仕事に関する応用心理学的研究に重要な機会をもたらした社会経済環境の変化を反映していた。第二次世界大戦直後の10年間は，楽観主義や改革の精神を反映していたが，同時に産業上の不安や葛藤の時代でもあった（Cooper et al., 2001）。このころから現われた組織文化という概念は，仕事のストレスやストレインについて，および仕事関連ストレスの結果への体系的な介入の必要性について語るものとなった。

2. 職業性ストレス

　1959年までには，ミシガン大学社会調査研究所（Institute for Social Research, Michigan; ISR）において，労働環境とメンタルヘルスについて探究する研究プログラムが設置されていた。しかし，このプログラムが始まる以前にも，ザンダーとクイン（Zander & Quinn, 1962）は，1948年以降に行なわれた「メンタルヘルスの問題に関連した経験的な発見や理論的な推測を含む」（Kahn & French, 1962, p.122）75の研究を見つけることができた。これらの研究は，1959年に始まった研究プログラムのさきがけとなったものの，さまざまな文脈における問題の表面をなぞった

だけであった。1962年までに，当研究所におけるその時点での研究レビューによって，「産業上の環境は，人間の心身の健康に大きな影響をもち」（Kahn & French, pp.126-7），これらの影響は主要な社会問題を象徴するという結論が導かれた。当研究所の研究プログラムをもとに，カーン（Kahn）と共同研究者は，「役割葛藤（role conflict）」と「役割あいまいさ（role ambiguity）」という2つのタイプの組織ストレスの性質，原因，結果についての研究を成し遂げた（Kahn, Wolfe, Quinn, Snoek, & Rosenthal, 1964）。

　カーンと共同研究者（Kahn et al., 1964）は，自分たちの研究が，個人生活と社会生活を形づくる組織の重要性が1960年代に増大したことから生じていると述べている。これらの組織構造は，モチベーションや満足感，リーダーシップに関するマネジメント上のアイデアの新しい動きを一部反映した，一定水準の順応やパフォーマンスを要求した。研究者にとって，絶え間なく加速する変化のもとで仕事をする労働者に対する要求は，葛藤やあいまいさのような問題を考えさせる肥沃な土壌となり，そして「官僚主義的な順応というイデオロギーは，皮肉にも葛藤やあいまいさという方向性を増した」（Kahn et al., 1964, p.6）。彼らが論じたように，葛藤やあいまいさは，たんに憤りを起こさせるだけではなく，極端な場合にはアイデンティティを破壊する。最もシンプルなレベルでは，役割葛藤とは，「ある人に従うことがほかの人に従うことを困難にするような，2組（あるいはそれ以上）のプレッシャーが同時に起こること」として定義される（Kahn et al., 1964, p.19）。また役割あいまいさとは，「与えられた組織内の地位で，必要な情報が入手できる程度」（Kahn et al., 1964, p.25）として理解できる。このような情報が不足しているとき，人間はあいまいさを経験する。役割葛藤も役割あいまいさも，情動の混乱に関連している。カーンと彼の共同研究者の先駆的研究と理論的なアプローチがもたらした洞察は，職業性ストレス研究の始まりと位置づけられる。

3. 役割葛藤，役割あいまいさと職業性ストレスの原因の探求

　役割葛藤と役割あいまいさは，職業性ストレスの初期の歴史で優勢となった。そして，10年以上におよぶ固執し増加する批判にもかかわらず，それらは，職業性ストレスの原因として最も頻繁に測定されたし，おそらく現在もそうである。カーンと共同研究者（1964）の研究にともなう集中的なインタビュー手続きは，役割葛藤と役割あいまいさのささやかな測定尺度を生み出した（King & King, 1990）。しかし，彼らの理論的研究，これらの構成概念を操作化しようとする最初の試み，将来の研究に対する方向づけは，探究と研究における豊かで実りある時期の到来をもたらした。1972年に，リゾ（Rizzo），ハウス（House），リーツマン（Lirzman）は，初めて役割葛藤と役割あいまいさの自記式測定尺度を作成した。彼らは，カーンらが確立した理論的な変数から，役割葛藤に関する15の質問文と役割あいまいさに関する15の質問文を開発した。回答は，リッカートタイプの7件法で尋ねられた。項目分析によって，役割葛藤と役割あいまいさは別の次元として現われることが示された。ハウスとリゾ（House & Rizzo, 1972）の「組織行動のモデルにおける決定的な変数としての役割葛藤と役割あいまいさ」というタイトルの論文は，「ほとんど20年間にわたって研究者たちの関心を惹きつけた」（Beehr, 1995, p.55）。

　1981年までに，ヴァンセル（Van Sell），ブリーフ（Brief），シュラー（Schuler）は，「リゾら（Rizzo et al., 1972）によって開発された測定尺度は，高い構成概念妥当性を示唆しており，継続的に使用されうる」（Van Sell, Brief, & Schuler, 1981, p.64）と述べている。1983年にフィッシャーとジテルソン（Fisher & Gitelson）がメタ分析の結果を論文として刊行するまでに，役割葛藤と役割あいまいさに関する43の研究を特定することができた。また1985年までに，ジャクソンとシュラー（Jackson & Schuler）は同様の手法を用いて約200の研究を見つけることができた。しかし，役割葛藤と役割あいまいさに関する研究の量の多さは印象的で

はあるものの,「結論がほとんど述べられていなかったり,記述すべき研究の特異性が不足したりしており,落胆させるものだった」(Van Sell et al., 1981, p.66)。その時点では,評論家の間では次のような合意が形成されたようである。すなわち,役割葛藤や役割あいまいさの影響をよりよく理解するには,それらとウェルビーイングとの関連性における個人変数や組織変数の調整的影響を探究することが必要である。そして,尺度の洗練と開発,研究デザイン,役割期待が現われる文脈の理解といった点から,成すべきことがまだたくさんある,という結論にいたったのである。

信頼性や妥当性,あるいはリゾら(Rizzo et al, 1972)の役割葛藤と役割あいまいさの尺度の正確性をめぐる議論が,1980年代から1990年代に入るまで続いた。しかしながら,ジェックス(Jex, 1998, p.13)が明らかにしたように,これらの構成概念を「代替する尺度を開発しようとする試みはほとんどなかった」。しかし,後述するようにクーパー,スローン,ウィリアムズ(Cooper, Sloan, & Williams, 1988)による「OSI職業ストレス検査」の開発は,職業性ストレスの議論に重要な影響をもたらした。仕事のストレッサーをいかに最適に測定するべきかという議論は,役割関連の尺度だけにとどまらなかった。議論は,測定尺度に関する過去の議論にまで広がった。ストレス研究のほかの側面と同様,職業性ストレスも先行する歴史や現代の研究者に課せられる責任から逃げることはできない。役割葛藤や役割あいまいさに関する多くの研究者は,職業性ストレス研究において持続的な影響力をもつ副作用を示すことに,引き続き焦点を当てていた。これら2つのストレッサーへの注目は,ほかの潜在的なストレッサーに焦点を当てない多くの研究者に対するシグナルのようにも見えた。そして,役割葛藤と役割あいまいさの強調は,「それらが先に出現した以外には」(Beehr, 1995, p.55)理由がないようにも見えた。

職業性ストレスの研究者たちの関心を惹いたもうひとつの役割ストレッサーは,「役割過重(role overload)」である。カーンと共同研究者(1964)は,役割過重を「かなり多くの労働者が直面している役割葛藤の

別のタイプとしてめだつもの」(p.59) として指摘した。役割過重は，利用できる時間のうちの成すべき仕事の量として記述できる。カーンと共同研究者（1964）が示唆したように，役割過重は，人が与えられた時間内にどの仕事に応じどの仕事を延期するかといった決定に直面したときに経験される。プレッシャーや意思決定の困難さは，個人をして能力の限界を超えさせてしまうのかもしれない。仕事の量だけではなく，仕事を仕上げることの難しさや満足のいくでき映えにすることの難しさによっても問題は生じる。また1970年までに，セールス（Sales）は，アメリカの職業生活の一般的な姿として役割過重ではなく「役割過小（role underload）」を引き合いに出した。役割過小とは，個人が利用できる時間に比べてかなり少ない時間でできるような仕事に直面したような状態である。セールス（Sales, 1970）は，「おそらくたいくつで，おもしろくない特性ゆえに」(p.593)，役割過小もストレスフルかもしれないと結論づけた。

　同じ時期に，カーンも「過小による衰弱と過重による破損とを真に同じ種類のもの，つまりシステムに有害なストレスとして測定する」（Kahn, 1970, p.102）範囲をとらえる概念のセットを主張した。カーンは量的過重（利用できる時間に成すべき仕事が多すぎること）と質的過重（より困難で個人のスキルや能力を超える仕事の要求）との差異についても，注意を喚起した。1970年代の半ばまでに，役割過重の自記式測定尺度が利用できるようになった（Beehr, Walsh, & Taber, 1976を参照）。一般的に，これらの尺度は，ものごとを成し遂げるための時間的制約，成すべき仕事の量，そして遂行基準を満たす困難度という観点から仕事の要求度を測定していた。その後，過小（自由な時間の量）や質（自分が本当にやり方を知らない仕事を何回するか）を測定する項目を加えた尺度が開発された（Jex, 1998; Spector, Dwyer, & Jex, 1988を参照）。役割過重の自記式測定尺度がポピュラーにもかかわらず，ジェックスは，「客観的尺度と主観的尺度との組み合わせ」も含めて，「役割過重を測定する確実なほかの方法がある」と主張した（Jex, 1988, pp.15, 16）。興味深いことに，ナラヤナン，メノン，スペクター（Narayanan, Menon, & Spector,

1999) の研究によれば，役割過重が役割葛藤や役割あいまいさよりも頻繁に，ストレスの源として報告されている。

4. 役割葛藤，役割あいまいさ，役割過重を越えて

　1970年代の後半，仕事のストレッサーの範囲に関する私たちの理解を広げる研究が現われた。クーパーとマーシャル（Cooper & Marshall, 1976）による発展性のある論文，数年後のビアーとニューマン（Beehr & Newman, 1978）の論文，そしてコックス（Cox, 1978）による著作である。ビアーとニューマン（1978）は，ファセット・アナリシス（facet analysis）[訳註19]を用いて仕事のストレッサーの4つの主要な側面を特定することができた。それらには，仕事の要求や課業の特性，役割要求や期待，組織の特性や状態，組織外の要求や状態が含まれる。これらの4つの側面に職業性ストレスに関する37の潜在的な要因が含まれる。さらに，これら37の要因のうち，週間の仕事のスケジュール，スキルの過重または過小活用，役割過重，役割葛藤，企業規模の5要因だけが，職務ストレスと従業員の健康という観点から研究されていた[訳註20]。クーパーとマーシャル（1976）およびビアーとニューマン（1978）の論文は，1970年

＊訳註19　ファセット・アナリシス（facet analysis）
　　ガットマン（Guttman）によって開発された，ファセット・セオリーの構築に関わる，仮説検証型のさまざまな解析技法。詳しくは次の文献を参照。
　　木村通治・真鍋一史・安永幸子・横田賀英子　2002　ファセット理論と解析事例：行動科学における仮説検証・探索型分析手法　ナカニシヤ出版
＊訳註20　次の文献には，要素分析職務ストレスモデルの図が掲載されている。
　　Beehr, T. & Newman, J. E. 1978 Job stress, employee health, and organizational effectiveness: a facet analysis, model, and literature review. *Personnel Psychology*, 31, 665-699.　金井篤子　2004　職場のストレスとサポート　外島　裕・田中堅一郎（編）増補改訂版　産業・組織心理学エッセンシャルズ　ナカニシヤ出版

代の最も引用された論文となった。それらは，研究の爆発的な増大を予感させた。そして，1970年から1997年の27年間に，サイコロジカル・アブストラクトの索引において「職業上のストレス（occupational stress）」という見出しのもと，2870件の引用が見られた（Beehr, 1998, p.839）。しかし，職業性ストレス研究が栄えるのは，1980年代後半であった。

ビアー（Beehr, 1998）は，1970年代の半ばから後半をふり返り，カーンと彼の共同研究者の研究が最初に発表されてからおよそ14年も経過しているのに，なぜ職業性ストレスが組織心理学において重要な研究領域になっていないのかを推察した。ビアーは，研究者の側でこの新しいトピックを学問分野として歓迎しない不思議な抵抗にぶつかった。しかし，彼が示唆しているように，彼らが1978年の論文で提示した詳細とモデルは，実際には既製の仮説として研究者に研究された。これは，多くの研究者が反対のできない誘引となった。そして，それ以降の職業性ストレス研究において重要な進展であったにもかかわらず，「それは，いまだ未完成の企て」のまま（Beehr, 1998, p.843）である。

ほとんど同じ時期に，仕事のストレッサーを6つの主要なカテゴリーに特定したクーパーとマーシャル（Cooper & Marshall, 1976）の研究が刊行された。6つのカテゴリーとは，職務に本質的なもの，組織における役割，キャリア発達，組織構造と風土，仕事における人間関係および組織外のストレス源である*訳註21。これは，研究者に職業性ストレスの源をより体系的に検討するための統合的な枠組みと概念的な地図を提供する第1ステップであった。コックス（Cox, 1978）の著作も，職業性ストレス研究の発展に実質的な貢献をした。マックケイ（Mackay）が共同執筆し，職業性ストレスの（人を）衰弱させる性質について理解する視点を補強してくれる同様のリストが示された章から，私たちは，まず何が職業性ストレスを引き起こすのか，そして，焦点（platform）がその予防と治療へと移行していることを理解しなければならない。クーパー，ビアー，コックスは職業性ストレス研究で有名になった。以降，仕事のストレッサーに関する似たようなカテゴリーを特定しようとする多くの研究が続いた（たとえば，Beehr, 1995; Glowinkowski & Cooper, 1987; Jex

& Beehr, 1991;Kahn & Byosiere, 1992;Kinicki, McKee, & Wade, 1996;Schuler, 1980を参照)。しかし,わずかな違いを強調するものが大半であった。そして,多くの研究者は,仕事のストレッサーを測定する方法論上の困難について記述しはじめていた。それゆえ,1980年代の半ばから後半までは,職業性ストレスの研究者は,測定の問題に関する議論に引き込まれた以前の研究者と同じように,過去にとらわれてしまった。

> ＊訳註21 次の文献には,クーパーによる職業性ストレスモデルの図が掲載されている。
> Cooper, C. L. & Marshall, J. 1976 Occupational sources of stress: a review of the literature relating to coronary heart disease and mental ill health. *Journal of Occupational Psychology*, 49, 11-28. 金井篤子 2004 職場のストレスとサポート 外島 裕・田中堅一郎(編) 増補改訂版 産業・組織心理学エッセンシャルズ ナカニシヤ出版

ビアーが示唆しているように,職務ストレス研究 (job stress research) における測定問題が「本当に際限がないように見える」(1995, p.231) のであれば,なぜ多くの研究者がこの議論をまじめに,しかしいくらか冷淡に扱い,自分の研究に組み込むよりも他人に任せるのかを説明する手助けになるかもしれない。しかし,これらの問題はわれわれの歴史の一部である。将来を形づくる意義は,もう一度再出発することによって小さくなるものでは決してない。広範囲なストレッサーが特定されたにもかかわらず,職業性ストレスの研究者は,いまだに役割葛藤と役割あいまいさの測定に心を奪われている。この関心は,ストレッサー間の関連性を犠牲にして,測定尺度の信頼性をきちんと記録し,強調し続ける視点を発展させた (Cooper et al., 2001を参照)。これらの測定尺度が最初に開発されて以来起こっている社会経済的な変化の重要性を考慮に入れていないために,研究者たちは今,役割葛藤と役割あいまいさの重要性を誇張し,ほかの存在を無視し,より顕著なできごとを考慮し損ねているのかもしれない (Brief & Atieh, 1987; Glowinkowski & Cooper, 1985)。

同じ時期に,ほかの研究者たちは (Cooper et al., 2001;DeFrank, 1988

を参照)，仕事のストレッサーの評価を単純化しすぎたかもしれない，と示唆し始めていた。測定尺度は，ストレッサーの頻度，持続性，要求，強度，意味，異なるストレッサー間の因果関係をとらえることに失敗し，それによって，累積する影響を記述し損ねてしまった。仕事のストレッサーの本質をより理解するためには測定の実践がもっと必要であるという一般的なコンセンサスはあったものの，ペレーウとゼラス（Perrewe & Zellars, 1999）が示唆した，多くの経験主義的なストレス研究によって認知的評定が無視されてきたという点に関するコンセンサスは明白ではなかった。仕事のストレッサーの主観的測定 対 客観的測定（Frese & Zapf, 1999;Schaubroeck, 1999）をめぐる議論が，現在精力的に行なわれている。

　一部の研究者の無関心にもかかわらず，自記式研究デザインはほかの研究者には好まれた。多くの研究者たちは，質的調査の強みと量的調査の伝統とを組み合わせた創造的な研究デザインをしはじめている。そこには，日々の日記記録，即時的調査，ナラティブ分析，縦断的調査や時間集中的なデザインの使用，臨床的実践と強く関連するプロセスデザイン研究などが含まれている。

5. 初期の研究枠組みとストレインの特定

　仕事のストレッサーを特定することは，それらの影響や結果を検討することと並行していた。最初，職業性ストレス研究は，ストレッサー（刺激）とストレイン（反応）との関連性を調べるために，単純な相互関係モデルを用いていた。この刺激-反応アプローチは歴史的にみて重要であり，3つのタイプの研究を導いた。これらの研究には（Cooper et al., 2001; Dewe, 1991; 2001を参照)，①さまざまな仕事のストレッサーを特定し，記述し，分類するもの，②さまざまな仕事のストレッサーとストレイン（反応）の範囲の関連性を探究するもの，③刺激-反応関係を調整する組織的，状況的，個人的変数を探究するもの，が含まれていた。

5．初期の研究枠組みとストレインの特定

　研究のさまざまなタイプをこのように記述することは，秩序だった前進を反映するものではない。おのおのの興味や注意を惹きつける課題は異なるのであるから，研究者はみずからの道を追いかけ，みずからの目標と方向性を確立すべきである。これは，研究枠組みにおけるストレイン（反応）側の視点から歴史を調べてみると明らかである。

　カーンと共同研究者（1964）が，緊張や不満，内的葛藤について最初に言及して以来，幅広いストレインが職業性ストレスと関連づけられた。1979年の論文で，ビアーとニューマンは「人間の反応側面」という標題のもとに，心理的な反応，身体的な反応および行動的な反応を特定した（1979, pp.672-3）。これ以降，最もメジャーな評論雑誌が仕事に関連したストレインを，心理的，生理的，行動的と分類するようになった。まさに初期の研究者がストレスに対する汎用的な，あるいはより特殊な反応を探究していたように，測定に関する研究者側の無規律によってというよりは，むしろ「ストレス下にある（being under stress）」がいかなるストレインや反応もストレス反応として仮想的に記述できることを意味するという事実によって，職業性ストレスの結果の探究に影響を与えた。しかしこのことは，「ストレス下にある」とは何を意味しているのか，そして「ストレス」という用語の真の意味は何か，という考慮すべきあいまいさを導いた。われわれが年月を越えて，「ストレスという用語によって，われわれは何を意味しているのか」という疑問に立ち返ろうとするとき，研究者は「ストレスの相互交流過程におけるストレイン側を描写するために，適度な注意を払っているにすぎない」（Cooper et al., 2001, p.72）ということが明らかになろう。

　いかなる反応をもストレス反応としてみなすことは，仕事のストレッサーが特殊な影響をもたらすかどうかについてのわれわれの理解を促進しないことを意味する。おそらく「悪い」影響が測定されたときには，あるストレッサーはほとんど，あるいはまったく効果がないものとして記述されるかもしれない。加えて，異なる文脈ではいかなるタイプの反応が予測されるかについて検討する試みはほとんどなされていない。カーンとビョシエール（Kahn & Byosiere, 1992）が示唆しているように，

ストレインのより一般的な分類から，ストレインの本質に関するより詳細な理解へと進む必要がある。それは，急性か慢性か，刺激以上の反映か刺激以下の反映か，普遍的な気分（feelings）の反映か特別な気分の反映かといった視点である。職務に関連したバーンアウト（Cooper et al., 2001を参照）は，対人サービス専門職との関連で長い歴史があり，その測定尺度や相関はよく確立されてきた。しかし，感情（emotions）の場合については，そうではない。アッシュフォースとハンプリー（Ashforth & Humphrey）が示唆しているように，「仕事の経験は感情に浸されているにもかかわらず，研究は一般的に，組織生活における日々の感情の影響を無視してきた」（1995, p.97）。

　これについては，いくつかの理由があろう。「感情は，事務的な仕事にはほとんど関係がないか，じゃまにさえなる」（Briner, 1995, p.3）といった観点から，しばしば，感情が態度（attitudes）と混同されていることもある。ラザラス（Lazarus, 1999）が明らかにしたように，もし個人に何が起こっているかについて理解する道すじを情動が提供してくれるならば，それは研究者に，仕事のストレッサーの影響を探究するより体系的な方法に関するコンセプトを提供してくれるかもしれない。1990年代の後半までには，研究者は理論化，調査研究，そして仕事での感情の管理に取り組み始め，さらにはポジティブな感情の役割という，より特殊な関心を抱き始めたように見える。たとえば，仕事での幸福や，「何が幸せな生活をもたらすか」を探究するよりポジティブな心理学の開発へ向けた関心などである。

6. 職業性ストレスの統合モデルへ

　すでに述べたように，職業性ストレスの刺激－反応モデルは，研究者に豊富な情報を提供し，さまざまな仕事のストレッサーを特定したり，それらが従業員の健康やウェルビーイングに与える影響を検討したりすることを可能にした。また，しばしば研究者は，ストレッサーとストレ

インとの関連性をよりよく理解するために,さまざまな社会的,状況的,個人的な変数によってそれが調整されるか否かを探究した。この後者のアプローチは,調整関係のいくつかの型が見いだされた際には,それらのプロセスの本質を推測する基礎を研究者に提供してくれた。この相互作用アプローチ(interactional approach)は長く続いた。しかし,ストレスのプロセスを説明する枠組みを提供するように設計されていたわけではなく,その力もなかった。それゆえ,ストレス理論をサポートすることはできなかった(Lazarus, 1990)。しかしながら,職業性ストレスのモデルは,プロセスの要素を含んでいた(Cooper et al., 2001を参照)。そこで研究者は,相互作用の観点を用いた研究をまだ好んでいたものの,少なくとも理論レベルでは,ストレスに関する相互交流的な視点(transactional view)(Lazarus, 1966)を認めていた。ラザラスが述べているように,こうした選択は,職業性ストレスを重要なものとみなしている間は,研究者が「ストレスのプロセスに関する最も進んだ理論へのお世辞」(1991, p.2)を言い続けているに過ぎないことを意味している。ここで述べたような問題を解明しようとする試みにおいて,いくつかの歴史的な分析が続いた。

　1970年,カーンは「環境からストレスのシステムにいたるまでのできごとの連鎖を徹底的に追究することによって,もっとストレスについて学ぶべきである」(p.99)と指摘した。そして,ミシガン大学社会調査研究所(ISR)において彼と彼の共同研究者が用いてきた概念について,概説した(French & Kahn, 1962を参照)。それは,外部環境からの要求に始まり,それが個人によって認識または受容され,個人の反応が起こる,というものである。即時的な反応と区別するということは,「ストレスとそれに対する反応における持続的な結果,あるいは長期的な影響を何とよぶべきか」(Kahn, 1970, p.99)ということでもある。カーンは,実践的な目標として,この連続的なアプローチを追究する重要性を明確にした。こうした概念図式(schema)を具体化することは,知覚の問題であり,反応と個人の能力との間の適切さの問題である。おそらくカーン(Kahn, 1970)によって最も語られたポイントのひとつは,研究者はすべ

てを調査することはできないので，選択を行ない，プロセスのどの側面を強調するのかについて優先順位を決める，ということである。カーン（1970）が論じたように，われわれは，ストレスの意味合いを限定し過ぎて，結果として当初の意図よりも狭い概念を研究するようなことは避けるべきである。職場でのストレス（workplace stress）の研究を突き進めた際に，結局，いくつかの選択肢は望んでいたような研究の向上にはつながらなかった。

ISRモデルは「簡潔で，理解が容易であり，以降25年間に多くの職業性ストレス研究とその理論化を導いた」（Jex & Beehr, 1991, p.313）。ジェックスとビアー（1991）が指摘したように，ISRモデルの有用性は，ストレスとは多段階のプロセスであることを研究者に気づかせた点にある。しかし，多くの研究者はこのモデルの特徴を無視することを選び，仕事のストレッサーとさまざまな反応との単純な相関関係を好んだ。それは，プロセスに関してわずかな理解しかもたらさない研究デザインであった（Jex & Beehr, 1991）。カーン（1970）のISRモデルに関する記述は，1967年の会議で彼が発表した論文に由来する。この会議の目的は，「心理社会的ストレスの領域における重要課題を特定することと，それらの課題に対して可能な研究アプローチを探索すること」（McGrath, 1970, p.v）であった。会議の最後での「心理社会的ストレスに関するこれからの研究に向けた戦略的考察」という発表において，マクグラス（McGrath）は最初の戦略的な方向性を定義した。すなわち，「できごとのすべての連鎖を包含した概念のセットと，この連鎖の各部分間の関連を探索することをねらいとしたアプローチをともなう，ストレスの問題へ体系的にアプローチすることの必要性」（McGrath, 1970, p.348）である。この場面が，多くの研究者にこの挑戦を始めさせるきっかけとなった。

職業性ストレスの文献におけるすべてのモデルのなかで，最も広く議論されたのが「個人−環境適合モデル（P-Eフィットモデル）」[訳註22]である。このモデルは，ISRプログラムの成果であり，適応とコーピングに定量的なアプローチを提供した。この適応は，個人の特性と環境の特性

との適合度合いとして知覚される（French, Rodger, & Cobb, 1974, p.316）。個人–環境適合モデルは，個人と環境との相互関係と，この関係の裏にある複合的なプロセスを強調する（Van Harrison, 1978, p.202）。端的にいえば，個人と環境との間に不適合（misfit）があるときに，つまり個人と環境の関係が不均衡のときにストレインが発生する，とする。そして，2つのタイプの適合が定義される。第1は，個人の欲求と環境からの供給（それらの欲求を満たす機会）との不適合であり，第2は，環境からの要求と個人の能力との不適合である（Caplan, 1983）。不適合という概念を組み込むことは，遭遇したできごと（encounter）を管理する個人の能力となる。このモデルは広まり，洗練されたにもかかわらず（Caplan, 1983; Van Harrison, 1978），不適合の本質を正確に測定することが困難だという問題を抱えている（Edwards & Cooper, 1988）。そして，ユールバーグ（Eulberg），ウィークリー（Weekley），バーガット（Bhagat）が指摘しているように，広く引用されたにもかかわらず，「巨大な量の研究」（1988, p.336）を生み出したISRモデルのほうがいまだに先行している。

> ＊訳註22　次の文献には，個人-環境適合モデルの図が掲載されている。
> Harrison, R. V. 1978 Person-environment fit and job stress. In C. L. Cooper & R. Payne (Eds.) *Stress at Work*. New York: John Wiley & Sons.　渡辺直登 2002　職業性ストレス　宗方比佐子・渡辺直登（編）キャリア発達の心理学　川島書店

1978年，ビアーとニューマンはストレスの汎用的なモデルを提案した。このモデルは，「職務ストレスにアプローチして，研究する枠組みとして十分なもの」（Beehr & Franz, 1987, p.11）である。このモデルの重要な一面は，どんなストレスフルなできごとによっても起こる心理的および身体的なプロセスにある。それは，「インプット（刺激）を変換」し，「アウトプット（結果）を生成する」個人内の活動である（Beehr & Newman, 1978, p.681）。そこには，たとえば「状況の評定」や「適切な反応に関する意思決定」も含まれる。彼らの提案の目的は，職業性ストレスの領域に対してより体系的にアプローチするよう，研究者を動機づ

けることであった。そして，そのほかの職業性ストレスモデルが後に続いた。たとえば，「ストレス・サイクル・モデル」（McGrath, 1976），「ジョブ・デマンド・コントロール・モデル」*訳註23 （Karasek, 1979），「ゼネラル・システムズ・アプローチ」（Cox & MacKay, 1981），そしてカミングズとクーパー（Cummings & Cooper, 1979）の「サイバネティクス・モデル」*訳註24 などである。これらのモデルやそのほかのモデル（Cooper, 1998を参照）には，数多くの注目に値する点がある（Kahn & Byosiere, 1991）。要求の厳しいできごと，できごとを意味あるものとする認知，個人のウェルビーイングに影響する結果などである。

> *訳註23　次の文献には，ジョブ・デマンド・コントロールモデルの図が掲載されている。
>
> Karasek, R. A. 1979 Job demands, job decision latitude, and mental strain: Implications for job redesign. *Administrative Science Quarterly*, 24, 285-311. 渡辺直登　2002　職業性ストレス　宗方比佐子・渡辺直登（編）　キャリア発達の心理学　川島書店
>
> *訳註24　次の文献には，サイバネティクス・モデルの図が掲載されている。
>
> Edwards, J. R. 1992 A cybernetic theory of stress, coping, and well-being in organizations. *Academy of Management Review*, 17, 238-274　渡辺直登　2002　職業性ストレス　宗方比佐子・渡辺直登（編）　キャリア発達の心理学　川島書店

　これらのモデルを特徴づける基本的な前提は，できごとからの要求と個人の資源との間に不適合（misfit），ミスマッチ（mismatch），不均衡（imbalance）がある場合に，ストレインが生じるということである。そして，研究者が直面するジレンマは，不適合や不均衡の正確な特性について合意を取り付けることである。職業性ストレスモデルに付随する難しい点のひとつは，「不適合を起こすいくつかの構造的な構成要素（components）を特定するものの，不適合の本質を特徴づけ，個人と環境とを結びつけるそれらの要素（elements）の特定にしばしば失敗すること」（Cooper et al., 2001, p.19）である。多くの研究者は，①不適合は重要なものとして知覚されなければならないこと，②ウェルビーイングに対する脅威の種類をあらわすべきこと，③通常の機能を超える反応を

必要とすること,については合意するものの,これらをどのように評価し,どのように測定するかについてはいまだに不一致が存在する。職業性ストレスの研究者にとって,不適合の本質について基本的に合意するには,プロセスの問題に焦点を当て,ストレスの相互交流的な本質(transactional nature)に着目することである。

ラザラス(Lazarus, 1991)は,職業性ストレスに相互交流アプローチ(transactional approach)を採用することは,産業ストレスの領域に固有の静態的あるいは構造的なアプローチとは非常に異なるアプローチの出現につながることを明らかにした(Lazarus, 1991, p. 2)。ただし,相互交流アプローチの適用の是非に関する議論は,まだ落ち着いてはいない(たとえば,Barone, 1991; Brief & George, 1991; Dewe, 2001; Harris, 1991を参照)。この課題については議論され,次のような指摘もされている。すなわち,「さらなる研究の必要性を指摘する相互交流モデル(transactional model)の権利を奪うよりも,研究者は,ストレスのプロセスを探究するための代替の枠組みを検討したり,伝統的な測定尺度や分析におけるこうした課題の影響を考慮したりすべきである」(Dewe, 2001, p.72)。職業性ストレスの研究者から注目される相互交流モデルの一面は,コーピングの領域である。

7. 職業性ストレスとコーピング

ペイン,ジック,ブルーク(Payne, Jick, & Burke, 1982)は,『ストレス研究はどこへ?:1980年代の課題』と題する論文において,職業性ストレスとコーピングの視点から次のように述べている。すなわち,「この問題に対する詳細な注目は成果をあげつつあり,コーピング・スタイルの測定尺度がいくつか利用できるようになった」としながらも,「ストレスのプロセスにおけるコーピングの要素はまだ難問を抱えている」(p.141)と結論づけている。また約20年後,サマーフィールドとマクレー(Somerfield & McCrae, 2000)は,次のように指摘している。すなわ

ち,「1980年代に見られたコーピング研究に対する際限のない熱意」は,「広範囲な不満,激しい精査,そして変化への要求」(p.620) と彼らがよぶものによってとって代わられた。確かにこの間には,コーピング研究がとるべき方向性についての助言には不足しなかった。それでは,このような指摘を受けるまでに,コーピング研究に何が起こったのであろうか。そこで,「コーピングの測定」をテーマとして取り上げ,さまざまなコーピングに関する文献をとおして歴史的な説明をしてみよう。

職業性ストレスにともなうコーピング研究の歴史は,おもに分類の問題として現われる (Cox, 1987)。つまり,すべての仕事上の状況に広く適用できるコーピング行動を記述し,分類することである。最初のページをめくったのは,カーンと共同研究者 (1964) による発展性のある研究である。彼らの集中的なインタビュープログラムの一部は,「経験したストレスとコーピング・テクニック」に焦点を当てた (p.443)。彼らは,コーピングの問題を探究するために,「ストレスや特別なプレッシャーという状況に陥ったとき,いつもその状況をどのように扱うか？」とか「緊張がかなり強いとき,そこから逃れるためにどのようにするか？」といったオープンエンドの質問*訳註25を用いた。彼らの目的は,「次にストレスに陥ったときに,適切な工夫をつかみ取るためのコーピング・メカニズムの福袋 (grab-bag)」(1964, p.338) と彼らがよぶものを提供することではなく,6名のケーススタディをとおして,コーピングの実例を示すことであった。

> *訳註25　オープン・エンドの質問 (open-ended questions)
> 　「はい」か「いいえ」で答える質問ではなく,話し手の自由な応答をうながす質問の方法。「何を」「だれが」「なぜ」「いつ」「どこで」「どのように」などの形式をとる。

カーンと共同研究者 (1964) は,コーピングに関する数多くの洞察を提示し,彼らの研究の歴史的重要性を確かなものにした。まず彼らは,コーピング・スタイルと行動を注釈することとを区別した。「こうした概念をスタイルとして導入することは,特定の問題に最も適した解決策を

自由に使うということよりもむしろ，多様なストレスに対して同じコーピング・メカニズムを個人として不変に適用することを完全に捨て去ることを意味するものではない」（p.338）。彼らはまた，文脈の重要性，核となる問題の特性，個人的な課題，そして個人のウェルビーイングにかかるコーピングのコストについても強調し，「コーピングとはそこに包含される行動によって特定されるものであり，その行動の成否によって特定されるものではない」（1964, p.340）と結論づけた。カーンらの研究や，ウルフやスノエック（Wolfe & Snoek, 1962）によるコーピング・データに関する初期の記録は，その後に続く多くの研究に対して枠組みを与えた。「こうした努力と成果が，組織化された人間行動の理解に貢献するかもしれない。われわれはこれ以上の緊急の問題を知らない」（Kahn et al., 1964, p.398）という彼らの希望は，現実のものとなった。

　1970年代には，仕事環境におけるコーピングを特定する最初の試みが見られた。ブルーク（Burke, 1971）や，ブルークとベルコート（Burke & Belcourt, 1974）による初期の研究では，カーンら（1964）と同様のオープンエンドの手法を用いて，「仕事での緊張やプレッシャーを扱う際に，どのようにして有効な方法を見つけるか」を質問した。彼らは，コーピング反応の状況適合的なモデル（contingency model）を提示し，個人がいかにそれを学習し，使用するために社会化するのかという課題を論じた。そして，新しいコーピングを発見した。彼らはさらに，コーピングのリストを提示し，それはついに自記式のコーピング質問紙に結実した。ここから，コーピング研究の熱が高まった。研究者たちは，効果的なコーピング（Howard, Richnitzer, & Cunningham, 1975; Shalit, 1977），不適応なコーピング（Hagen, 1978），コーピングの機能（Pearlin & Schooler, 1978），最もよく用いられるコーピング（Kiev & Kohn, 1979）といった課題に興味をもった。ニューマンとビアー（Newman & Beehr, 1979）が1970年代の終わりに第2の発展性のある論文を刊行するまでには，最初の「職務ストレスを扱うための個人的および組織的な方略に関する含蓄に富んで決定的な評論」（p. 2）が入手できるようになった。

　「この問題の大きさや困難さが投資を正当化する」ので，1980年代に

は「ストレス研究に対する関心が広まるであろう」（p.143）というペインら（Payne et al., 1982）の予期は、コーピング研究で現実となった。1980年代にも、コーピングの特定や分類を試みる研究が増加し続けた。個人が実際に何を考え、何をしているかをとらえて記述するために、オープンエンドの質問（経験的に導かれたアプローチ）をいまだに用いる一方で、研究者たちは、コーピング測定尺度の開発につながる理論へも向かった。数多くの研究が、コーピングに関する方法論上の詳細な分析を提示した。そして、測定尺度に含めるに際してなぜ方略は選択されるのか、ということがよく議論された（Feldman & Brett, 1983; Latack, 1986; Stone & Neale, 1984）。経験に基づくアプローチと理論主導のアプローチとを区別することは重要ではあるものの、コーピングの特定に採用するアプローチの限界を覆い隠してしまいがちである。1980年代の終わりまでに、仕事に関連したコーピング測定尺度が登場した（たとえば、Dewe & Guest, 1990; Latack, 1986; Schwartz & Stone, 1993）。にもかかわらず、多くの研究者は、仕事に関連したコーピング測定尺度を体系的に開発することが第一目的ではない、と考えた。すでに述べたように、彼らは、コーピングの効果の探究、性格・性別・年齢がコーピングに与える影響、特定の仕事のストレッサーにともなうコーピング、コーピング・スタイル 対 コーピング行動などに、より興味を示して研究を急いだ。こうした種類の研究の効果は、より独立した測定問題から関心が離れて文脈やプロセスの問題へと向かわせ、いかにしてコーピングを適切に測定するのかに関する適切な理解に基礎をおくようになった。

1980年代から1990年代にかけて、職業性ストレスとコーピングに関する刊行された論文の数において、小休止が見られた。コーピング研究に注がれたすべてのエネルギーと注目にもかかわらず、これは、研究者が次のような関心を表明した時期であった。すなわち、これまでの研究を静かに内省し、検討するときではなかろうか。そして、これまで成してきた前進の量について語ることができるであろうかと。こうした関心をもたらしたひとつの理由は、コーピングの分類をめぐって起こった重要な議論である（Dewe, 2000）。最も一般的なアプローチでは、ラザラスと

フォークマン（Lazarus & Folkman, 1984）によって最初に示された「問題焦点型（problem-focused）コーピング」と「情動焦点型（emotion-focused）コーピング」との区別を用いていた。この時代には、いくつかのほかの分類案も提示された（Cox & Ferguson, 1991; Dewe & Guest, 1990; Ferguson & Cox, 1997; Latack, 1986を参照）。「しかし、コーピングが果たすさまざまな機能を明確に縮約できるものや、コーピングの潜在的な範囲を適切にとらえられるものは現われなかった」（Cooper et al., 2001, p.166）。コーピングの分類を試みる際の固有の危険は、それがコーピングのプロセスを研究することと同じである、と考える点にある。研究者たちはまもなく、コーピングのプロセスという文脈をあわせて検討する際には、コーピングを「問題焦点型」や「情動焦点型」に分類することがそれほど簡単なことではないことを知った。特定のコーピングが実際にどのように用いられるかは、プロセスの観点では常に明らかではないからである。

　評論家たちがコーピングを測定する方法を問いはじめ、また、おそらく「コーピングは極めて限定的な方法となり、標準的なチェックリストの無批判な適用によって特定される」（Coyne & Gottlieb, 1996, p.961）と示唆しはじめたのもこの時期である。ほかの評論（たとえば、Dewe, 2001; Somerfield, 1997）は、コーピングのチェックリストを捨て去るよりもむしろ、完全なコーピングのチェックリストが実現するように立ち向かう必要性といったデザイン上の課題を多く指摘した。そのほかにも、ほかの方法を用いることについての議論や、コーピングのプロセスの深さをとらえるには定性的なテクニックを用いたほうが成功するという指摘もある（たとえば、Tennen, Affleck, Armeli, & Carney, 2000）。こうした議論や感情的な厳しさ、ときには視点の対立があるものの、コーピング研究は「扱いにくい方法論的な問題点に関するすべてではない。数多くの理論上、方法論上の課題に焦点を当てなければならないが、可能な解決策が不足してはいない」（Dewe, 2001, p.64）。ラザラスも示唆しているように、「洗練され、力があり、精力的にコーピング研究に打ち込む研究者が増えている」（2000, p.665）。

8. 自助の時代のコーピングから ストレス・マネジメントへ

　職業性ストレスは，ビアーとフランツ（Beehr & Franz）が「強力な科学的研究の対象」（1987, p. 3）と記述したものの一部となった。職業性ストレスは，専門雑誌や科学雑誌に限らず，一般的な書籍でも熱心に議論されている。なぜストレスがしばしば，その産業で価値あるものとして描写されるのかを理解することは難しいことではない。こうした流行には欠点があるものの，ストレスの原因と結果に関する体系的な呈示は，とくに仕事のストレスについては，検討すべき関心がストレスのマネジメントと予防へと向かい，これらの課題を探究することなくしてストレスの歴史が終わらないであろうことを意味している。ストレスフルなできごとをマネージする（うまく扱う）ことを強調したコーピング研究は，「自助の時代（self-help years）」として知られるようになった風潮をもたらした。

　自助のテクニック（たとえば，エクササイズ，リラクゼーション，瞑想，バイオフィードバック，生命哲学など）は，1960年代に登場した。それらは，内的エネルギーとウェルビーイング，そしてストレスフルなできごとに対する抵抗力を与えることを目的としていた。ストレスに対する自然で生まれつきの防御メカニズム，あるいは日常生活の方略のようにしばしば見えるおのおののテクニックは，ストレスに対処する力を高めるためのプログラム化されたアプローチを私たちに提供する。しかし，おのおののテクニックの可能性や適切さは，そのテクニックへの関与具合（commitment）や，テクニックの多くが基本的な生活様式の変化を主張し，ストレスに直面した際の付加物（add on）となることを単純には示唆しないという事実に依存している。少なくとも，それらのテクニックは個人のコーピングのレパートリーの一部分であり，目的はストレスを取り除くことではなく，ストレス関連のできごとに対処する内的エネルギーを開発することにある。

　ストレス・マネジメントは，自助プログラムだけに限定されるもので

8．自助の時代のコーピングからストレス・マネジメントへ

はない。カーンと共同研究者（1964）は，役割葛藤および役割あいまいさの原因と結果の説明を強調した研究において，次のように指摘した。「読者は，心のなかで次のように思うであろう。『役割葛藤や役割あいまいさの発生を減らし，個人と組織に対するダメージを最小限にするには，何ができるのだろうか』と」（p.386）。彼らは，役割葛藤と役割あいまいさの場合について，それらの状態を除去することはできないが，「がまんできて，コストが低く，せいぜい個人と組織への貢献でポジティブになれる」（p.387）4つの方法を示唆した。それは，組織の再構築（restructuring），新しい選抜基準の開発，個人のコーピング能力の向上，組織メンバー間の絆の強化である。

　カーンら（1964）の研究の後，「新聞や雑誌の論説，あるいは書籍に何百もの研究が見られた。それらは，"管理職の神経症"，"ブルーカラーの憂うつ"，"ホワイトカワーの苦悩"のほか，職業性のメンタルヘルスに関する問題を扱っていた」（Gavin, 1977, p.198）。多くの印刷された資料，利用可能なテクニックおよび方略は，ギャバン（Gavin）に「なぜ，そんなにも従業員のメンタルヘルスが現在，関心を集めているのか」という疑問を生じさせた。北米やヨーロッパにおけるその答えは，次のような点に関連していると思われる（Gavin, 1977, pp.198-9）。つまり，労働生活の質（quality of working life）への関心の高まり，精神疾患に対する社会の態度の変化，職務ストレス領域における管理職のより積極的な役割の取得，労働安全衛生関連法案の通過，異なる社会集団が相互関係をもって孤立しない方法に関する認識の促進，である。そこで1970年代後半までには，仕事の配置は「より個人を全体的な視点でとらえる」ように変化した。そして，仕事と健康との相互作用を「将来の組織集団への波及が見られ」，それは「仕事環境におけるヘルスプロモーション」（Gavin, 1977, p.201）の発展と考えられるようになった。職場ストレス（workplace stress）への介入において，最初の体系的な試みが見られるのは1970年代の後半であった。

　1977年までに，トーリントンとクーパー（Torrington & Cooper）は，組織内の人事専門家による介入の範囲を提案した。彼らは，介入に関し

て次の2つのカテゴリーを示した。①実際的な介入：人事の配置をストレスを和らげるように異動させること，②影響的な介入：人事専門家によってストレス軽減への影響を及ぼすことのできる経営方針（management policy）への介入，である。同様の流れで，クイックとクイック（Quick & Quick, 1979）は，2つのレベルの予防を示した。つまり，①レベル1の予防：職務の再構築や役割の見直しなど，②レベル2の予防：ダメージを受ける前にストレスフルな気分が消えるような手段を個人に提供することをねらいとした，個人のテクニックに焦点を当てたもの，である。ニューマンとビアー（Newman & Beehr）が1979年に「職務ストレスを扱う個人と組織の方略」と題する第2の論文を発表するときまでには，少なくとも，進行中の概略を示す52の研究を特定することができた。彼らは，研究者や実務家が直面している挑戦には，次のことが必要であると結論づけている。すなわち，より評価的な研究，仕事とそのほかの生活領域との相互作用の認識，ストレス・マネジメント・プログラムの効果を決定する際に個人差や状況の違いが与える影響，そして，すでに実施してきたこの領域での重要なスキルや経験を用いるという産業・組織心理学者の貢献，である。

　ストレス・マネジメントの歴史をとらえたほかのレビューが続いた。ニューマンとビアー（Newman & Beehr, 1979）によるレビューの5年後，マーフィー（Murphy）は，「数多くの刊行あるいは未刊行の研究は，仕事面でのストレス・マネジメント・プログラムのメリットに，より厳しい評価を与えた」（1984, p.2）と述べている。マーフィーのレビューは，人々がストレスに対処することを助けるための個人志向のアプローチ（たとえば，バイオフィードバック，筋肉のリラクゼーション，認知療法）に焦点を当てていた。そして，広範囲のレビューとほかの研究の分析をした後で，マーフィーは「実証研究のさらなる必要性」のなかで，次のように結論づけた。すなわち，すべての研究はポジティブな結果と関連しているが，「組織がストレス・マネジメント・トレーニングを労働者に提供することで，ストレスを生み出す労働環境の改善を試みないという明確な危険がある」（1984, p.13）。3年後，組織的なストレス・マネジメ

ント・トレーニングをさらに包括的にレビューしたうえで，マーフィー（1987）は，組織によって成されるストレス・マネジメント・トレーニングの付加価値を指摘したが，ストレス・マネジメントは，職場ストレスの問題に対してもっと包括的なアプローチをすべきほんの一面を反映しているに過ぎないことも再度強調した。

翌年，従業員支援プログラム（Employee Assistance Program; EAP），ストレス・マネジメント・トレーニング，そしてストレッサー低減方略に関するより広範囲なレビューにおいて，マーフィーは，ストレスの予防は科学的研究領域においてはいまだ初期段階にあることを最初に指摘したうえで，次のように結論を述べた。すなわち，「個人要因と組織要因の両方に取り組む介入が，仕事のストレスの効果的な低減や予防に最も効果をあげる見込みがある」（1988, p.332）。1995年までに，マーフィーと共同研究者（Murphy, Hurrell, Sauter, & Keita）は，「90年代のストレス：変化する職場における変化する労働力」という1992年の会議をプロデュースした。編集されたテキストには，個人レベル，組織レベル，政策レベルでの介入を調査したトピックスが勢揃いしていた。そして，マーフィーと共同研究者がこの領域で有名となった。

「組織のストレスと予防的マネジメント」と題するクイックとクイック（Quick & Quick, 1984）の書籍は，予防的マネジメント介入のポイントを特定する枠組みを研究者に提供した。クイックとクイック（1984, pp.151-3）は，次のように示した。①一次予防：危険因子（たとえば，仕事のストレッサー）の除去または低減をめざす，②二次予防：ストレス反応の強度の低減をめざす，③三次予防：不安の緩和と効果的な機能の回復をめざした徴候の発見，である。この枠組みが，異なるレベルの介入を議論する際の標準的なアプローチとなった。クイックとクイック（1984）もほかの研究者のように，いかなる介入方略がバランスがとれたものとなり，個人の対処を不要とするのかについて関心をもっていた。クイック，ホーン，クイック（Quick, Horn, & Quick, 1987）は，予防医学の文脈において介入の枠組みを提起した。それは，「個人レベルでも組織レベルでも，健康に関するポジティブな結果が起こるような効果的な

ストレスの予防と介入の方法」（1987, p.34）を特定するストレス研究を広げるためであった。さらに，共同研究者のニールソン，ハレル（Nelson & Hurrell）といっしょに行なったクイックとクイックの1997年の研究は，健康的な予防的ストレス・マネジメントの実践に向けて包括的かつ体系的に研究する領域を開発することに対する興味を提示した。

さらに，イヴァンセビッチとマットソン（Ivancevich & Matteson, 1987）やイヴァンセビッチ，マットソン，フリードマン，フィリップス（Ivancevich, Matteson, Freedman, & Phillips, 1990）によって議論されたレビューと枠組みは，「この10年の間に，ストレス・マネジメント介入に関する知識が大いに増した」（Ivancevich et al., 1990, p.250）ことを確信させた。ただ，彼らもほかの研究者と同じく，労働環境がますます複雑になっているので，進歩はしたもののより多くの知識を必要とすると考えていた。彼らが主張した挑戦とは，組織心理学者にとっては，この領域にこれまでの研究によって得た精密さと専門的技術を適用することである。1980年代初期から評論家たちはみな，「一方向のアプローチ」に役立つような「事後対応的な個人志向の介入」（Kompier & Cooper, 1999, p.2）ではなく，バランスのとれたアプローチの必要性についての関心を表明した。ラザラス（Lazarus, 1991c）が主張したように，相互交流的な視点（transactional perspective）を採用するということは，個人を環境から分離させることはできないことを意味する。両者は，いかなるできごとにおいても密接に関連しているからである。この点を無視すると，いかなるストレスフルなできごとの原理も理解できない。ストレス・マネジメント介入の焦点はここに合わせるべきである。

こうした課題に加えて，ほかの研究者は，なぜ組織はストレス・マネジメント・プログラムを導入するのか（Briner, 1997），職業性ストレスに関して管理職がいかに関わるのか（Daniels, 1996），ストレス・マネジメント・プログラムにおいて外部専門家の役割は何か（Sunderland & Cooper, 2000），などに関する動機を探究した。これらの質問は，ストレス・マネジメント介入について多くを知るようになったからこそ，さらなる知識やよりよい理解を渇望するというイヴァンセビッチら（1990）

の言明を補強するものとなった。さらに研究は進んだ。それは，クーパー，スローン，ウィリアムズ（Cooper, Sloan, & Williams, 1988）の影響力のある研究であり，彼らによる「OSI職業ストレス検査」*訳註26の開発である。これは診断ツールであり，「組織の健康を定期的に評価・モニターすることができ，ストレス低減の事前対策となる」（Cooper & Cartwright, 1994, p.467）手段を組織に提供するものである。

> *訳註26 次の文献には，OSI職業性ストレスモデルの図が掲載されている。
> Lyne, K. D., Barrett, P. T., Williams, C. & Coaley, K. 2000 A psychometric evaluation of the Occupational Stress Indicator. *Journal of Occupational and Organizational Psychology*, 73, 195-220.

ヨーロッパや極東で広く用いられたOSIは，ストレス低減の手法を評価できる「ベースラインとなる測定尺度」（Cooper & Cartwright, 1994, p.468）を提供した。OSIを使用することによって，第二次介入の方略を決定することもできるし，第三次介入の観点からは，さまざまな補助プログラムを取り上げるか否かに関する重要なデータを得ることができる。クーパーとカートライト（Cooper & Cartwright）が明らかにしたように，OSIの価値は，「組織の評価ニーズに即して機能（action）を合わせる」ということと，それゆえに「いかなるおおざっぱなアプローチよりも効果的」（1994, p.464）であるという事実にある。ストレス・マネジメントの歴史は，労働生活の質の改善という目標達成に向けた長い道のりとなった。それゆえに「利害関係のある者すべて（従業員，組織，そして社会全体）が，利益を享受できる」（Ivancevich et al., 1990, p.260）。

9. 産業保健心理学

ストレスの歴史は，産業保健心理学の歴史でもある。バーリングとグリフィス（Barling & Griffiths, 2003）による優れた論文「産業保健心理学の歴史」は，このことを生き生きと説明している。彼らの研究は，労働

が人間性を奪う側面についての初期の関心から，「労働者の心身の健康の保持増進」（2003, p.30）をねらいとした訓練へと移っている。彼らは，産業保健心理学を「新たに登場した領域」（2003, p.30）として記述し，いかにしてそれが比較的短期間に発展したかを指摘している。彼らによれば，この進歩はイギリス，ヨーロッパ，アメリカの研究者による研究のおかげである。そして，次のような研究機関によって推進された。すなわち，アメリカの国立職業安全保健研究所（National Institute for Occupational Safety and Health; NIOSH），トム・コックス（Tom Cox）に率いられているノッティンガム大学の産業保健機構（Institute for Work, Health and Organizations; I-WHO），マンチェスター大学科学技術研究所（UMIST）のキャリー・クーパー（Cary Cooper）と彼のチームによる研究，そしてシェフィールド大学の産業心理学研究所（Institute of Work Psychology, Sheffield University）である。

　アメリカ心理学会とNIOSHは，産業保健分野の発展のために多くの資源を投入した。彼らは，3つのアプローチをとった。すなわち，①ストレス会議の後援，②「産業保健心理学雑誌（Journal of Occupational Health Psychology）」の創設，③産業保健心理学の養成課程設立を目的とした多くの大学への寄付，である。このなかには，スティーブン・ソーター（Steven Sauter）とロイス・テトリック（Lois Tetrick）の努力も含まれる。バーリングとグリフィスが主張したように，産業保健の視点からの重要な変化は，「心身の健康の保持増進を労働者自身が行なえるという願いをもっと証明していくこと」（2003, p.30）である。

10. 心的外傷後ストレス障害

　「心的外傷を与えるような複雑なできごと」に対するストレス反応は，「生活のなかの突然で，予期しない，恐ろしいできごとに対する普通の人間の反応として理解できる」（Hodgkinson & Stewart, 1991, p.10）。心的外傷後ストレス障害（Post-Traumatic Stress Disorder; PTSD）は，心的

外傷に関する多くの領域の研究から生まれた。そして、長く続き、広がる障害として認識されている。戦争に特有ではないものの、診断カテゴリーの定義としては、ベトナム戦争の2つの異常な特徴がしばしばトレースされる（Healy, 1993）。その特徴とは、戦線で起こっていることに対する国民の意識と戦争そのものの非受容であった。ヒーリー（Healy）は、「ベトナム戦争はほかにも、帰還した退役軍人がもつ困難さが突出していたなかで、ある雰囲気を醸成し、心的外傷後ストレス症候群を公式に認めさせるにいたった」（1993, p.105）と論じている。PTSDを最初に概説したのは、1980年、アメリカ精神医学会の「精神障害の分類と診断の手引き（第3版）」（Third edition of the Diagnostic and Statistical Manual of Mental Disorders; DSM-Ⅲ）であった。

　DSM-Ⅲでは、あるできごとの経験に続いて起こる症状を、「通常の人間の経験の範囲を超え、ほとんどすべての人間を著しく苦しめるもの」（Hodgkinson & Stewart, 1991, p.11）と定義していた。当初は、できごととして戦闘、人質にとられるような状況、自然災害という視点から記述されていたが、ヒーリーが示唆するように、PTSDは速やかにこうした制限を外し（1993, p.105）、死別、仕事上の損失、あるいはほかの恐ろしい状況も含めるようになった。また、心的外傷の再体験、通常反応の喪失、覚醒の増加といった症状も含まれる（Healy, 1993; Hodgkinson & Stewart, 1991を参照）。心的外傷後ストレス反応というモデルは、介入方略が発展する機会を提示した。すなわち、心的外傷を与えるようなできごとから始まり、記憶を経由してはたらき、意味を形成して、感情の覚醒や逃避行動へいたるとするモデルである。現在、多くのPTSD研究はレビューと描写、そして次のような評価に焦点を当てている。すなわち、デブリーフィング、心的外傷後のデフュージング、心的外傷前の教育訓練、伝統的なカウンセリングといった介入策を適用した際の利益と制約条件の評価である*訳註27。

> *訳註27　デブリーフィング，デフュージング（debriefing, defusing）
> ともに災害直後に実施されるグループであり，感情の吐露や体験した出来事の再構成などを目的に実施される。一般に前者はサポートグループ，後者は自助グループの形態をとる。

11. まとめ

　職業性ストレス研究が1950年代，1960年代に登場して以来，職業生活のあらゆる面やそれを超えた部分で研究努力をしてきた。研究の量が減りそうだと疑う理由はない。この領域は，研究者の想像力や創造性をとらえた多数の段階を通過してきた。しかし，職業性ストレス研究が成熟したレベルに達したという感覚があるものの，将来のコンセプト構築に求められる確立した方法，実践，理論という点に関しては，いまだに不安な感覚がある。また，職業性ストレス研究の成熟が，研究者に次のような経験を与えることは明白である。すなわち，前進を評価すること，そしてより重要なのは，一般に認められる実践を探究すること，過去の解釈に挑戦すること，新しい意味を探すことである。そして，探究したり開発したり，創造的で環境に配慮した方法を提示したりする際に信頼を得ることである。現代の職業性ストレス研究に折り紙を付けるべく，それらを確立する取り組みは，今始まっている。

第6章
ストレス研究は何を意味するのか：
過去から未来へ

What Do We Mean By Stress: From the Past to the Future

第 6 章　ストレス研究は何を意味するのか：過去から未来へ

1. はじめに

　今，次のような質問をしたら奇妙な感じがするかもしれない。「ストレスという言葉で，私たちは何を意味しているのだろう」。しかし，ストレスの歴史がこれまで示しているように，ストレスに関するあらゆる興味，議論，熱狂的な見解はすべて次の疑問に帰する。「私たちは，一体何について話しているのだろう」。この疑問を，職業性ストレスの原因と結果とを理解しようという飽くなき願望と，ストレスという言葉自体が多くの人々によって専門誌，一般誌，学術誌に同じように奪い取られてきたという感覚とに結びつけてみれば，それだけで興味深い物語ができあがるであろう（Lazarus, 1999）。どんな歴史も，結局はよい物語の羅列なのである。今，私たちのストレスの歴史に関する研究は終わりに近づいているので，この言葉に関する論争がなぜ続いているのか，論争の先には何が存在するのかについて，私たちはよりよく理解することができるであろう。ストレス研究は，用語があいまいに使われてきたために，混乱してきたのである（Lazarus, 1993）。ストレスに関する用語は，用法，定義，目的によって，さまざまなものが存在する（Apply & Trumbull, 1967, pp. 5-6）。

2. ストレス研究は何を意味するのか

　「ストレス」という言葉をめぐり激しい論争が行なわれてきた。ストレス研究では，この問題に注目し，たんに生きていることとストレスとはどこに違いがあるのかについて問うことが，ほとんど伝統のようなものであった。ストレスの意味をめぐるこの議論のなかから，なぜこの議論が続いているのか，研究者が探求し達成しようとしているものは何なのかを理解する手助けとなる数多くのテーマが現われてきた。すでに示唆されているように，もし「耐久性が科学的概念の妥当性，有用性を判

断する適切な指標となるなら，この言葉の根拠と妥当性の探求は続いていくに違いない」(Mason, 1975a, p.6)。

この議論から生じた第1の課題は，ストレスという言葉の用法が広く不統一であるため，この言葉の意味について，不適切な関心が生じているということである。このような関心は，ひとつには，伝統的にストレスが「刺激」，「反応」あるいは二者間の「相互作用」として定義されてきたことに起因しており，これはある分野で作成された定義が，ほかの分野へ容易に適用することができるかどうかという問題を引き起こしている（Kasl, 1978）。また，このような関心は，研究者が「さまざまな新説や，勝手な学術用語の使用に，過度に寛大である」（Haward, 1960, p.187）ことにも起因している。この結果，用語の使用は容易に正確性と一貫性を欠くことになり，同じ言葉を使用している者の間でさえ，徐々にその言葉は論理的というよりも記述的なものになっていった（Ader, 1980）。研究者たちは後々の問題に対してある程度の責任を負わなければならないであろう。なぜなら，研究者たちがストレスという言葉の用法に融通性をもたせてしまった結果，それは絶えず拡大して，「膨大で多様な現象の列挙」（Barlett, 1998, p.36）になってしまったからである。それゆえ，混乱してほとんど無意味にさえなってしまった用語の価値や意味に意義を唱える「反ストレス運動」が現われたことは，まったく不思議なことではない（たとえば，Ader, 1980; Briner, 1994）。ただし，反ストレス運動者たちは，反ストレスというよりも，むしろ，多様なあらゆる現象の説明に使用可能なただひとつの言葉を定めることができるという可能性に，おそらく反対したのであるが。ストレスの意味を探求することの激しい議論は終わることなく続いたが，それは多くの研究者にとっては，1953年にウォルフ（Wolff）によって示された見解，すなわち，もしストレスが「生物学の用語に取り入れられるならば，その意味についての責任も必然的にともなうことになる」（p.v）という名言をくり返しているだけであった。

議論から明らかになった第2の課題は，かつては非常に有用であったストレスという言葉が，現在私たちが得ることのできるデータを適切に

説明できているか,ということである(Hinkle, 1973, pp.31-2)。ここには2つの問題が含まれている。第1の問題は,ストレスについての現在の説明が,果たして経験の本質を本当にとらえているだろうか,ということである(Newton, 1995)。言い換えれば,この問題を解決し,ストレスの現実をその言葉と一致させようとするためには,研究者たちは絶えず「なぜストレスの存在を信じているのか」と自問するよりも,「なぜストレスについての現在の説明が受け入れられているのか」と自問すべきである(Newton, 1995, p.10)。第2の問題は,推論的見方〈個人の経験を利用する必要性を強調する見方(Bartlett, 1998, p.15)〉を多用すると,ストレスを定義する際に,学術的基準と同じくらいに,これが妥当な基準とみなされるようになるのではないか,ということである。

　第3の課題は,ストレスの意味をある分野からほかの分野へと移行することはどのくらい可能であるか,ということである。心理学的ストレスをしっかりと定義することは,解釈が多様であるために,生物学的または生理学的ストレスを定義するよりも難しいと指摘しているのはニュートン(Newton, 1995)である。同じような意味で,アボット(Abbott, 2001)は摂取プロセス(process of ingestion)について述べている。社会科学者たちは,包括性を探求する際に何も取り入れたくはないのだが,消化できる以上のものを取り入れたときには,自分の研究分野だけに留まることができず,ついには「取り上げないようにしてきた概念的,経験的問題を取り上げざるを得なくなる」(2001, p.59)。このような難しさを認めつつも,多くのストレス研究者たちは,ストレスという概念は本質的に学際的であり,それゆえにストレス概念をよりよく理解するには各分野間の共同作業が必要であるという点で一致するであろうと思われる。しかし一方で研究者たちは,「問題を完全に理解するために必須の分野」(Bartlett, 1998, p.37)からは完全に独立して研究を進めたがっているようでもある。もし統合が可能になるとすれば,それは,どのようにこれほど広範囲に及ぶ現象をたったひとつの概念に統合するのか,あるいは,どのように経験の本質を究明し,その意味をめぐるさまざまな現象を統合するのか,という疑問に対する答えが得られてからであろう。

2．ストレス研究は何を意味するのか

　ストレスを定義することの困難さや，その定義に何の共通の見解も認められないことは，ストレスを定義することの危機とみなすべきではなく，「ストレス研究がさまざまな方向へ急速に拡大していることの反映であり，将来の理論の発展のために有効である」（Breznitz, & Goldberger, 1982, p.4）とみなすべきである。パターソンとノイフェルド（Paterson & Neufeld, 1989, p. 9）によって示されたより複雑な考え方はやや境界があいまいで，定義しようとすること自体が恣意的な感じがする。ラザラス（Lazarus, 1996）が指摘するように，「ストレス」を学問分野全体の一般的な用語として使用することは賢明に思える。なぜなら，こうすることによってストレスを変数とみなすのではなく，「多くの変数やプロセスからなる命題」（Lazarus & Folkman, 1984, p.12）とみなすことができるからである。ラザラス（Lazarus）は，ストレスを，さまざまな現象をよりよく理解し組織化するためのメカニズムとしてはたらく，系統づけの概念と述べている。それゆえ，ストレス研究の関心は，あらゆる現象をひとつにまとめようとするのではなく，「永続的な解決をもたらす理論体系と研究とを生み出す，十分な論理と感情的反応」（Liddle, 1994, p.167）をもつものとしてストレスという概念を認識しようとする方向に移行している。このようにストレスの分野を統合する可能性をもつ概念のひとつに，「感情」があげられる。もしストレス研究が，実は感情の研究であったなら，感情を上位の概念と認識することによって，必要な視点が明確になり，ストレスそのもののプロセスをうまく統合する経路が見いだされるであろう（Lazarus, 1999）。系統づけの能力という観点から検討してみれば，「感情が抑制的というよりも積極的な目的を果たし，感情が注目される知的資源としてふさわしい」（Kaplan, 1996, p.374）かどうか，評価する機会を得ることができるだろう。今までの議論から，私たちはストレスの経験についてよりよく理解できるようになったであろうし，そしておそらくは，ストレスという概念自体に対する歴史的な記述に頼るのではなく，今後どのような方向性をもつべきなのか，よりよく理解できるようになったと考えられる。

3. 過去から未来へ

ストレスという概念の台頭によって，比較的短期間のうちに，「ほかのいくつかの概念が共有していた領域を，その一語でほぼ説明可能にさせた」（Cofer & Sppley, 1964, p.441）。この理由を完全に理解しようとするならば，ストレスの歴史を知ることが何においても重要である。よい研究者は，「研究課題の歴史が重要であることを知っている」（Trumbull & Appley, 1967, p.401）。ラザラス（Lazarus, 1999）が示唆するように，過去についてよく知ることはたいせつなことなのである。ご存知のとおり，ほとんどの歴史がそうであるように，ストレスの歴史も，混乱と論争（Selye, 1975），激しい議論と討論，学問的偏狭さ（Levin & Scotch, 1970）で満ちあふれていた。たんに「モンスター」（Singer & Davidson, 1986, p.58）をつくり出すだけの統合の試みの歴史でもあった。ストレスの歴史は，うまく定義されない用語に満ちあふれているため，研究者たちを「ある分野からほかの分野へといい加減に移行する無意味な論争に没頭させてしまった」（Levine & Scotch, 1970, p.9）。ストレスの定義はあまりにもあいまいなので，ストレス研究では，「どのような経験がストレスフルではないのかについて，ますます不明確になっていった」（Abbott, 2001, p.51）。

このような混乱や論争にもかかわらず，ストレスの歴史上には，「学問的興奮」（Mason, 1971, p.323）を生み出す定義，考え方，発見や，歴史的転換を生み出す偉大な瞬間，あるいは，なされた仕事がほかの研究者の偉大な刺激になるような研究者たちが存在する。また，ストレスの歴史上には，「さまざまな現象を明らかにし，系統立てる手がかりとなる」（Levin & Scotch, 1970, p.290）ばかりではなく，さまざまな分野をつなぐ架け橋となり，人間の適応についての包括的な理解をもたらし，「今日の臨床科学および社会科学における最も重要な構成概念のひとつとなる用語」（Aldwin, 2000. p.20）も存在する。しかし，未来はどうであろうか。どのように過去から未来へと情報を伝えうるであろうか。未来への展望

を開く鍵は，以下のことがら（4〜7節）ではないだろうか。

4. ストレスの理解に対する歴史の貢献

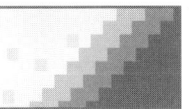

　歴史的視点をもつことによって，私たちの理解は深まっていく。多くの研究者たち（Bartlett, 1998; Hergenhahn, 1992; Viney, 1993）の仕事から，理解を深める方法は，「文脈的理由」と「発達的理由」という互いに矛盾しない2つの方法に集約することができる。文脈的理由のもとでは，なぜさまざまな問題が現われるのか，文脈と文化はどのように研究から影響を受け，どのように互いに影響しあうのか，あるいは，なぜさまざまな問題が重要となるのかを理解する方法を，歴史から学ぶことになる。この視点なしには，現実はより理解しがたくなり，しばしば不相応な意味合いを帯び，現在の流行，思想，論争を観察し評価する意欲が失われる。しばしばいわれることだが，知識は，ある考えがほかの考えを適切に構成するような段階的な筋道立ったやり方で積み重ねられているわけではない。このことを，歴史は示す手助けとなる。同様に，歴史についての知識があれば，ストレスの真の本質を解明したり，論理的に，無批判に，そして混乱や激しい論争なしに，「すでに発見されている事実の膨大な蓄積を構築したりすることができるようになり」（Bartlett, 1998, p.23），その結果，その分野が発展しているとは考えないようにすることができる。つまり，歴史的視点なしには，私たちは自分の推論を適切に検証することができず，自分の考えを保証する基盤を欠くことになるのである（Viney, 1993, p.3）。

　他方，発達的理由は，文脈的理由の上に成り立つ。歴史に関する知識なしには，私たちは，なぜそれを信じなければならないのか，それらの考えがどこから生まれたのかを疑いもせずに受け入れ，さまざまな考えの重要性を信じなければならなくなる。歴史を知ることによって，ものの見方が一時的な流行に影響されにくくなる。また，なぜある考え方があるときにほかの考え方より受け入れられやすかったのかを理解して，

考察することができるようになる。さらに，歴史を知ることは，私たちの好奇心を満足させ，謙虚さを教え，過去の過ちを避ける方法を示し，方法論的，あるいは実在的でさえある偶像を崇拝しがちな人間の傾向を抑制するための「健全な懐疑論（healthy skepticism）」（Viney, 1993, p. 2 ）を提供してくれる。とくに，現在研究されている課題の多くが，「多数の偉人たちによって分かち合われ，貢献されてきた」（Hergenhahn, 1992, p. 3 ）ことに気づいたときには，私たちは歴史から，屈辱的で，いらだたしく，しかしいつも興奮するような知識を与えられることになる。

5. 将来のストレス概念の探究

　もう一度くり返すが，研究者たちが体系化することが可能で，ストレスについての理論を構築することのできる基礎を与えてくれる概念とは何であろうか。ストレス研究が，用語を混乱して使用したために妨げられてきたことは疑いの余地がない（Lazarus, 1993）。ストレスという言葉は今では日常語になり，大きな役割を果たしているので，議論されていることが科学的真実なのか，それとも文化的につくられた概念が「社会的事実」（Pollock, 1998, p.381）になったものなのかが，わかりにくくなっている。ストレスという言葉は，定義が混乱して統一がみられない（Mason, 1975a, p.381）。にもかかわらず，具体的で確実なものを探し続けていればいずれは報われるという深い認識〈ストレスという言葉のもつ豊かさは，その言葉の明らかな不都合さをはるかに凌駕している，という認識（Abbott, 2001）〉を多くの研究者にもたせて，科学的，一般的，直感的に理解できる魅力を保ち続けている（Mason, 1975）。歴史からいえることは，すでに述べたように，感情という概念に焦点を当てることによって，研究は具体性をもつであろうということである。将来のストレス概念を構築すると思われるものは，感情なのである。

6. 記述と意味の違い

　ストレスの歴史は，測定法の歴史であるということもできるだろう。ストレスの歴史には，「現在の測定法は私たちをどこへ導くのか」，「代替となる測定法は私たちに何をもたらすのか」という問いが潜んでいる。ストレスプロセスに関する理解が進みつつある今日では，ほかのいかなるときよりも，伝統的測定法がストレスプロセスの複雑さと豊富さを把握するためにどの程度適切なのかを静かに熟考したり，誰にとっての現実を測定しているのかを考えたりすることが必要である。現在は，たとえば信頼性を無条件に容認することによって，時として妥当性が犠牲にされていないか，といった問題に直面すべき時期なのである。ストレス研究者たちは，自己報告や横断的データのもつ不都合さをくり返し指摘し，個人がどのように考え感じているかを表現できる，より生態学的に感度の高い測定法を使用することをすすめている。しかしながら，制御しがたい衝動のようなものによって，このメッセージは見過ごされている。研究者たちは，「自分たち測定法は，測定したいものを測定できているのだろうか」と自問することなく，得られた結果に意味を与え続けている。必要なのはある測定法をほかの測定法におき換えることではなく，複雑な測定法がどのように個人と環境とを結びつけるプロセスを理解する道を開くかを検討することである。

　測定しようとしているものの本質をとらえるために，伝統的な測定法がいかに改良されてきたかを検討することは有益である。同様に，現実が強制的にではなく自然に現われることを可能にするような新しい測定法を探求することも有益である。関係を記述することと，それに意味を与えることとの違いを考えることによって，おそらく私たちは，自分たちの測定法がどのくらい適切であるかを知ることができるであろう。「意味」をとらえることと，関係を「記述」することとは，本質的に異なるのである。すべての研究者にとって，「意味」も「記述」も，自分たちの知識の集積の一部である。論ずべき問題は，関係を記述することによっ

て，実はそれに意味を与えているのだと誤解すべきではない，ということである．

7. なぜストレスを研究するのか：道徳的責任を果たすこと

　ストレスという言葉をめぐってこれほどの論争が起きているにもかかわらず，なぜ私たちはストレスについて研究するのだろうか．その理由のひとつは，ストレスが個人，コミュニティ，組織，経済に与える「損失」である．個人にとっての損失は，健康やウェルビーイング，生活や職業生活の質（Kompier & Cooper, 1999），ワーク・ライフ・バランスに与えるストレスの影響によってあらわされる．また，自分が今までにないほどのストレスにさらされていると自覚している人々にとって，ライフスタイルが大きな苦痛を与えるものになっているという事実にも，ストレスが影響を与えている（Charlesworth, 1996）．驚くまでもないことだが，研究者たちは，すぐにストレス関連疾患の範囲を特定することが難しいことを指摘した（Jones & Bright, 2001）．とくに，測定の際にストレスという言葉が使われたとき，正確には何が測定されているのか，また，ストレス関連疾患の増加は，ひとつにはその言葉が広く一般に使用されるようになったことで，人々がその可能性に気づくようになったことの反映ではないか，という問題が指摘された（Pollock, 1988）．それにもかかわらず，ストレスの与える損失の証拠は蓄積し続け，毎年何百万ドルにものぼる生産性の損失，疾病休業，若年死，退職，健康保険料の急増，ストレス・マネジメント・プログラムの増加，ストレスとの関連で報告される健康とウェルビーイングに関する広範な問題などが報告されている．ただし，このような証拠がどの程度文化的な影響を受けているのか，あるいは，生活がさらにストレスの多いものになっており，多くのストレスの温床になっているという信念によって，どの程度歪められているのか（Pollock, 1988），という点は無視すべきではない．今までに発表された多くのストレス研究や，まだ解明されていないさまざまな疑問は，

「ストレスという現象についてさらに研究することが必要であることの十分な理由を与えている」(Bartlett, 1998, p. 3)。

長年にわたり，ストレスという概念は，数多くの研究の中心であり，ほとんど必要不可欠な日常語になっている。また，さまざまな論争や混乱があるにもかかわらず，疾患を新たな視点から理解するための重要な貢献をしてきた (Hinkle, 1973)。ひとつの疾患にはひとつの原因しかないという旧来の考え方は，しだいに，個人の適応能力と，自分のおかれている環境との相互作用が，疾患の重要な原因である，という現在では一般的に認められる考え方に変化した。このように，ストレスについて研究するもうひとつの理由は，ストレスによってどのように疾患が引き起こされるかをよりよく理解し，個人の適応プロセスを把握することが可能であることである。私たちがストレスプロセスに関与しようとするのであれば，それらの相互作用の本質と，疾患の原因となるストレスの役割をよりよく理解することが必要である (Bartlett, 1998)。これに関連して，ストレスを研究するにはもうひとつの理由がある。それはストレスプロセスについてよりよく理解すればするほど，「不健康状態にあることによって受ける苦痛」(Bartlett, 1998, p. 3) を著しく減少させるために，介入が役立つ可能性が増加する，ということである。

8. まとめ

今までに論じてきたことを要約するもっともよい方法は，私たちが考えていること，すなわち，ストレスを研究する最も重要な理由は，私たちが研究対象とする人々に対して道徳的責任を負っている，ということが潜在的なテーマだということを明らかにすることである。もしストレスが今日における疾患の重要な原因であるならば，「その先行要因と緩衝要因についての知識をもつ人々がなんらかの手をうつこと」(Hamilton, 1979, p. 3) を，社会は期待するであろう。私たちは，研究者としての義務を負っている。なぜなら，私たちに与えられた「社会について研究す

第6章 ストレス研究は何を意味するのか：過去から未来へ

るという特権には，同時に人々の状態を改善するという責任がともなう」（Brief & Cortina, 2000, p.1）からである。そのために，研究者は研究対象となる人々に貢献することに力を尽くさなければならないだけではなく，研究が倫理的に配慮され，方法が知識と理解の発展に寄与し，知識が政策決定者，実践家，組織に適切に広められ利用されることを保証する責任を，すすんで負わなければならない。

　研究倫理に関連して，研究能力を査定したり，インフォームド・コンセント，機密性と匿名性，参加者支援，保護と権利，結果の公表について保証したりすることは，すべて研究プロセスの中心的な部分である（Aguinis & Henle, 2001を参照）。倫理的に配慮すれば，ある集団の要求に応えることによって，ほかの集団への責任を怠ってはならないということを保証するだけではなく，なぜその質問をしなければならないのかということを再検討することにもなる。たとえば，なぜ経営の実践についてはしばしば論じられるのに，「人間の福祉を増進する公的な政策についてはまれにしか論じられないのだろうか」（Brief & Cortina, 2000, p.4）。研究倫理は，私たちが論文を執筆する方法だけではなく，ラザラス（Lazarus, 1999）が「方法論的貴重さ（methodological preciousness）」と述べるものにまで影響を及ぼす。方法論的貴重さが存在してしまうと，方法論についての議論が，一部の人々が科学にとって適切な，または唯一の方法であると考えるものによって支配されてしまう。そして，自分たちが得たいものは何なのか，それを得るための最良の方法は何なのかについてあらためて考えることをやめてしまい，限られた方法論しか取られなくなる。こうした責任を受け入れない限り，研究者たちが蓄積してきた知識を有効に活用することはできなくなり，たんに研究していることと，研究対象とする人々の日常生活との溝を広げるだけに終わってしまうであろう。

引用文献

Abbott, A. 2001: *Chaos of Disciplines*. Chicago: The University of Chicago Press.
Ader, R. 1980: Psychosomatic and psychoimmunological research. *Psychosomatic Medicine*, 42, 307–21.
Aguinis, H., and Henle, C.A. 2001: Conducting ethical research: Much more than a good idea. *The Academy of Management Research Methods Divisional Newsletter* 16, 1–4; 13; 17–18.
Aldwin, C.M. 2000: *Stress, Coping, and Development: An Integrative Perspective*. New York: The Guilford Press.
Appley, M.H., and Trumbull, R. 1967: On the concept of psychological stress. In M.H. Appley and R. Trumbull (eds), *Psychological Stress: Issues in Research*, New York: Appleton-Century-Crofts, 1–13.
Appley, M.H., and Trumbull, R. 1986: Development of the stress concept. In M.H. Appley and R. Trumbull (eds), *Dynamics of Stress: Physiological, Psychological and Social Perspectives*, New York: Plenum Press, 3–18.
Arnetz, B. 2002: Organizational stress. In R. Ekman and B. Arnetz (eds), *Stress; Molecules, Individuals, Organization, Society*. Stockholm: Liber.
Arnold, M.B. 1960: *Emotion and Personality: Vol. I Psychological Aspects*. New York: Columbia University Press.
Bartlett, D. 1998: *Stress: Perspectives and Processes*. Buckingham: Open University Press.
Barling, J., and Griffiths, A. 2003: A history of occupational health psychology. In J.C. Quick and L.E. Tetrick (eds), *Handbook of Occupational Health Psychology*, Washington, DC: American Psychological Association, 19–33.
Barling, J., Kelloway, E.K., and Cheung, D. 1996: Time management and achievement striving interact to predict car sales performance. *Journal of Applied Psychology*, 81, 821–6.

Barone, D.F. 1991: Developing a transactional psychology of work stress. In P.L. Perrewe (ed.), *Handbook on job stress*. [Special Issue] *Journal of Social Behavior and Personality*, 6, 31–8.
Beehr, T.A. 1995: *Psychological Stress in the Workplace*. London: Routledge.
Beehr, T.A. 1998: Research on occupational stress: An unfinished enterprise. *Personnel Psychology*, 51, 835–44.
Beehr, T.A., and Franz, T.M. 1987: The current debate about the meaning of job stress. In J.M Ivancevich and D.C. Ganster (eds), *Job Stress: From Theory to Suggestion*, New York: The Haworth Press, 5–18.
Beehr, T.A., and Newman, J.E. 1978: Job stress, employee health, and organizational effectiveness: A facet analysis, model, and literature review. *Personnel Psychology*, 31, 665–99.
Beehr, T.A., Walsh, J.T., and Taber, T.D. 1976: Relationship of stress to individually and organizationally valued states: Higher order needs as a moderator. *Journal of Applied Psychology*, 61, 41–7.
Ben-Porath, Y.S., and Tellegen, A. 1990: A place for traits in stress research. *Psychological Inquiry*, 1, 14–17.
Blundell, J. 1975: *Physiological Psychology*. London: Methuen.
Booth-Kewley, S., and Friedman, H.S. 1987: Psychological predictors of heart disease: A quantitative review. *Psychological Bulletin*, 101, 343–62.
Breznitz, S., and Goldberger, L. 1982: Stress research at the crossroads. In L. Goldberger and S. Breznitz (eds), *Handbook of Stress: Theoretical and Clinical Aspects*, New York: The Free Press, 3–6.
Brief, A., and Atieh, J.M. 1987: Studying job stress: Are we making mountains out of molehills? *Journal of Occupational Behaviour*, 8, 115–26.
Brief, A., and Cortina, J. 2000: Research ethics: A place to begin. *The Academy of Management Research Methods Divisional Newsletter* 15, 1; 4; 11–12.
Brief, A., and George, J.M. 1991: Psychological stress and the workplace. In P.L. Perrewe (ed.), Handbook on job stress. [Special Issue] *Journal of Social Behavior and Personality*, 6, 15–20.
Briner, R.B. 1994: *Stress: The creation of a Modern Myth*. Paper presented at the Annual Conference of the British Psychological Society, Brighton, March.
Briner, R.B. 1995: *The Experience and Expression of Emotions at Work*. Paper presented at the 1995 British Psychological Society Occupational Psychology Conference, Warwick, UK.
Briner, R.B. 1997: Improving stress assessment: Toward an evidence-based approach to organizational stress interventions. *Journal of Psychosomatic Research*, 43, 61–71.
Brown, G.W. 1990: What about the real world? Hassles and Richard Lazarus. *Psychological Inquiry*, 1, 19–22.

Brown, G.W., and Harris, T.O. 1986: Establishing causal links: The Bedford College studies of depression. In H. Katsching (ed.), *Life Events and Psychiatric Disorders*, Cambridge, England: Cambridge University Press, 107–87.

Burke, R.J. 1971: Are you fed up with work? *Personnel Administration*, 34, 27–31.

Burke, R.J., and Belcourt, M.L. 1974: Managerial role stress and coping responses. *Journal of Business Administration*, 5, 55–68.

Cannon, W.B. 1914: The interrelations of emotions as suggested by recent physiological researchers. *American Journal of Psychology*, 25, 256–82.

Cannon, W.B. 1920: *Bodily changes in Pain, Hunger, Fear and Rage*. New York: D. Appleton and Co.

Cannon, W.B. 1928: The mechanism of emotional disturbance of bodily functions. *New England Journal of Medicine*, 198, 877–84.

Cannon, W.B. 1935: Stresses and strain of homeostasis. *The American Journal of the Medical Sciences*, 189, 1–14.

Cannon, W.B. 1939: *The Wisdom of the Body*. New York: W.W. Norton and Co Inc.

Caplan, R.D. 1983: Person-environment fit: Past, present, and future. In C.L. Cooper (ed.), *Stress Research: Issues for the Eighties*, Chichester: John Wiley and Sons, 35–78.

Cassidy, T. 1999: *Stress, Cognition and Health*. London: Routledge.

Charlesworth, K. 1996: *Are Managers under Stress?* London: Institute of Management.

Chesney, M.A., and Rosenman, R.H. 1980: Type A behaviour in the work setting. In C.L. Cooper and R Payne (eds), *Current Concerns in Occupational Stress*, Chichester: John Wiley and Sons, 187–212.

Cofer, C.N., and Appley, M.H. 1964: *Motivation: Theory and Research*. New York: John Wiley and Sons.

Cohen, S., and Herbert, T.B. 1996: Health psychology: Psychological factors and physical disease from the perspective of human psychoneuroimmunology. *Annual Review of Psychology*, 47, 113–42.

Cohen, F., and Lazarus, R.S. 1973: Active coping processes, coping dispositions and recovery from surgery. *Psychosomatic Medicine*, 41, 109–18.

Cooper, C.L. (ed.) 1998: *Theories of Organizational Stress*. Oxford: Oxford University Press.

Cooper, C.L., and Cartwright, S. 1994: Healthy mind, healthy organization – A proactive approach to occupational stress. *Human Relations*, 47, 455–71.

Cooper, C.L., Dewe, P., and O'Driscoll. M. 2001: *Organizational Stress: A Review and Critique of Theory, Research and Applications*. Thousand Oak, California: Sage.

Cooper, C.L., and Marshall, J. 1976: Occupational sources of stress: A review of the literature relating to coronary heart disease and mental ill health. *Journal of Occupational Psychology*, 49, 11–28.

Cooper, C.L., and Payne, R. 1991: Introduction. In C.L. Cooper and R. Payne (eds), *Personality and Stress: Individual Differences in the Stress Process*. Chichester: John Wiley, 1–4.

Cooper, C.L., Sloan S.J., and Williams, S. 1988: *Occupational Stress Indicator: Management Guide*. Windsor: NFER-Nelson.

Cooper, L., and Bright, J. 2001: Individual differences in reactions to stress. In F. Jones and J. Bright. *Stress: Myth, Theory and Research*. Harlow, England: Prentice-Hall, 111–32.

Costa, P.T., and McCrae, R.R. 1990: Personality: Another "hidden factor" in stress research. *Psychological Inquiry*, 1, 22–4.

Coyne, J.C. 1997: Improving coping research: Raze the slum before any more building. *Journal of Health Psychology*, 2, 153–5.

Coyne, J.C., and Gotttlieb, B.H. 1996: The measure of coping by checklist. *Journal of Personality*, 64, 959–91.

Cox, T. 1978: *Stress*. London: The Macmillan Press.

Cox, T. 1987: Stress, coping and problem solving. *Work & Stress*, 1, 5–14.

Cox, T., and Ferguson, E. 1991: Individual differences, stress and coping. In C.L. Cooper and R. Payne (eds), *Personality and Stress: Individual Differences in the Stress Process*, Chichester: John Wiley and Sons, 7–30.

Cox, T., and Mackay, C. 1981: A transactional approach to occupational stress. In E.N. Corlett and J. Richardson (eds), *Stress, Work Design and Productivity*. New York: John Wiley and Sons, 91–115.

Cummings, T.G., and Cooper, C.L. 1979: A cybernetic framework for studying occupational stress. *Human Relations*, 5, 395–418.

Daniels, K. 1996: Why aren't managers concerned about occupational stress? *Work & Stress*, 10, 352–66.

Daniels, K. 2001: "Stress and emotions: a new synthesis" – a book review. *Human Relations*, 55, 792–803.

DeFrank, R.S. 1988: Psychometric measurement of occupational stress: Current concerns and future directions. In J.J. Hurrell, L.R. Murphy, S.L. Sauter, and C.L. Cooper (eds), *Occupational Stress: Issues and Developments in Research*. New York: Taylor and Francis, 54–65.

DeLongis, A., Folkman, S., and Lazarus, R.S. 1988: The impact of daily stress on health and mood: Psychological social resources as mediators. *Journal of Personality and Social Psychology*, 54, 486–95.

Deutsch, F. 1986: Calling a freeze on "stress wars": There is hope for adaptational outcomes. *American Psychologist*, 41, 713.

Dewe, P. 2000: Methods of coping with stress at work: a review and critique. In P. Dewe, M. Leiter, and T.Cox. (eds), *Coping, Health and Organizations*, London: Taylor and Francis, 3–28.

Dewe, P. 2001: Work stress, coping and well-being: Implementing strategies to better understand the relationship. In P.L. Perrewe and D. Ganster (eds), *Exploring Theoretical Mechanisms and Perspectives*, Volume 1. Amsterdam: JAI-Elsevier Science, 63–96.

Dewe, P., and Guest, D. 1990: Methods of coping with stress at work: A conceptual analysis and empirical study of measurement issues. *Journal of Organizational Behaviour*, 11, 135–50.

Dohrenwend, B.P. 1979: Stressful life events and psychopathology: Some issues of theory and method. In J.E. Barrett, R.M. Rose, and G.L. Klerman (eds), *Stress and Mental Disorder*. New York: Raven Press, 1–15.

Dohrenwend, B.S., and Dohrenwend, B.P. 1974: *Stressful Life Events: Their Nature and Effects*. New York: John Wiley and Sons Ltd.

Dohrenwend, B.S., and Dohrenwend, B.P. 1974a: A brief introduction to research on stressful life events. In B.S. Dohrenwend and B.P. Dohrenwend (eds), *Stressful Life Events: Their Nature and Effects*. New York: John Wiley and Sons Ltd, 1–6.

Dohrenwend, B.S., Dohrenwend, B.P., Dodson, M., and Shrout, P.E. 1984: Symptoms, hassles, social support and life events: Problems of confounded measures. *Journal of Abnormal Psychology*, 2, 222–30.

Dohrenwend, B.P., and Shrout, P.E. 1985: "Hassles" in the conceptualisation and measurement of life stress variables. *American Psychologist*, 40, 780–5.

Doublet, S. 2000: *The Stress Myth*. Freemans Reach, NSW, Australia: IPSILON Publishing.

Edwards, J.R. 1991: The measurement of type A behavior pattern: An assessment of criterion-oriented validity, content validity, and construct. In C.L. Cooper and R. Payne (eds), *Personality and Stress: Individual Differences in the Stress Process*. Chichester: John Wiley and Sons, 151–80.

Edwards, J.R., and Baglioni, A.J. 1991: Relationship between type A behavior pattern and mental and physical symptoms: A comparison of global and component measures. *Journal of Applied Psychology*, 76, 276–90.

Edwards, J.R., and Cooper, C.L. 1988: Research in stress, coping and health: Theoretical and methodological issues. *Psychological Medicine*, 18, 15–20.

Engel, B.T. 1985: Stress is a noun! No, a verb! No an adjective! In T.M. Field, P.M. McCabe, and N. Schneiderman. *Stress and Coping*. Hillsdale, NJ: Lawrence Erlbaum, 3–12.

Eulberg, J.R., Weekley, J.A., and Bhagat, R.S. 1988: Models of stress in organizational research: A metatheoretical perspective. *Human Relations*, 4, 331–50.

Evans, P., Clow, A., and Hucklebridge, F. 1997: Stress and the immune system. *The Psychologist*, 10, 303–7.

Feldman, D.C., and Brett, J.M. 1983: Coping with new jobs: a comparative study of new hires and job changers. *Academy of Management Journal*, 26, 258–72.

Ferguson, E., and Cox, T. 1997: The functional dimensions of coping scale: Theory, reliability and validity. *British Journal of Health Psychology*, 2, 109–29.

Fisher, C.D., and Gitelson, R. 1983: A meta-analysis of the correlates of role conflict and ambiguity. *Journal of Applied Psychology*, 68, 320–33.

Folkman, S. 1982: An approach to the measurement of coping. *Journal of Occupational Behaviour*, 3, 95–107.

Folkman, S., and Lazarus, R.S. 1980: An analysis of coping in a middle-aged community sample. *Journal of Health and Social Behaviour*, 21, 219–39.

Folkman, S., and Lazarus, R.S. 1985: If it changes it must be a process: Study of emotion and coping during three stages of a college examination. *Journal of Personality and Social Psychology*, 48, 150–70.

Folkman, S., Lazarus, R.S., Dunkel-Schetter, C., DeLongis, A., and Gruen, R.J. 1986: Dynamics of a stressful encounter: cognitive appraisal, coping, and encounter outcomes. *Journal of Personality and Social Psychology*, 50, 992–1003.

Frankenhaeuser, M. 1981: Coping with stress at work. *International Journal of Health Services*, 11.

Frankenhaeuser, M. and Ödman, M. 1983: *Stress: A Part of Life*. Stockholm: Brombergs.

Frankenhaeuser, M. and Johansson, G. 1986: Stress at work: Psychobiological and psychosocial aspects. *International Review of Applied Psychology*, 35.

Frankenhaeuser, M. 1991: The psychophysiology of workload, stress and health: comparison between the sexes. *Annals of Behavioral Medicine*, 4, 197–204.

Frankenhaeuser, M. 1993: *Women, Men and Stress*. Höganäs: Bra Böcker/Wiken.

French, J.P.R., and Kahn, R. 1962: A programmatic approach to studying the industrial environment and mental health. *Journal of Social Issues*, 18, 1–47.

French, J.P.R., Rodgers, W., and Cobb, S. (1974). Adjustment as person-environment fit. In G.V. Coelho, D.A. Hamburg, and J.E. Adams (eds), *Coping and Adaptation*. New York: Basic Books, 316–333.

Frese, M. 1977: *Psychische Störungen bei Arbeitern: Zum Einfluss von Gesellschaftlicher Stellung und Arbeitsplatzmerkmalen*. Salzburg: Müller.

Frese, M., and Zapf, D. 1999: On the importance of the objective environment in stress and attribution theory. Counterpoint to Perrewe and Zellars. *Journal of Organizational Behavior*, 20, 761–5.

Friedman, H.S., and Booth-Kewley, S. 1987: The "disease-prone personality:" A meta-analytic view of the construct. *American Psychologist*, 42, 539–55.

Friedman, M., and Rosenman, R.H. 1959: Association of specific overt behavior pattern with blood and cardiovascular findings. *Journal of the American Medical Association*, 169, 1286–96.

Ganster, D.C. 1987: Type A behavior and occupational stress. In J.M. Ivancevich and D.C. Ganster (eds), *Job Stress: From Theory to Suggestion*. New York: The Haworth Press, 61–84.

Ganster, D.C., Schaubroeck, J., Sime, W., and Mayes, B. 1991: The nomological validity of the type A personality among employed adults. *Journal of Applied Psychology*, 76, 143–68.

Gardell, B. 1971: *Production Technology and Work Satisfaction. A Social Psychological Study of Industrial World*. Stockholm: PA-Rådet.

Gavin, J.F. 1977: Occupational mental health – forces and trends. *Personnel Journal* 56, 198–203.

Gergen, K.J. 1985: The social constructionist movement in modern psychology. *American Psychologist*, 40, 266–75.

Glowinkowski S.P., and Cooper, C.L. 1985: Current issues in organizational stress research. *Bulletin of the British Psychological Society*, 38, 212–16.

Grinker, R.R., and Spiegel, J.P. 1945: *Men Under Stress*. New York: McGraw-Hill.

Hagen, D.Q. 1978: The executive under stress. *Psychiatric Annals*, 8, 49–51.

Hamilton, V. 1979: Human stress and cognition: Problems of definition, analysis and integration. In V. Hamilton, and D.M. Warburton (eds), *Human Stress and Cognition: An Information Processing Approach*. Chichester: John Wiley and Sons, 3–8.

Harris, J.R. 1991: The utility of the transaction approach for occupational stress research. In P.L. Perrewe (ed.), *Handbook on Job Stress*. [Special Issue] Journal of Social Behavior and Personality, 6, 21–9.

Haward, L.R.C. 1960: The subjective meaning of stress. *British Journal of Psychology*, 33, 185–94.

Healy, D. 1993: *Images of Trauma: From Hysteria to Post-Traumatic Stress Disorder*. London: Faber and Faber.

Hearnshaw, L.S. 1964: *A Short History of British Psychology 1840–1940*. London: Methuen and Co. Ltd.

Hearnshaw, L.S. 1987: *The Shaping of Modern Psychology*. London: Routledge and Kegan Paul.

Hergenhahn, B.R. 1992: *An Introduction to the History of Psychology.* Belmont California: Wadsworth Pub. Co.

Hinkle, L.E. 1973: The concept of stress in the biological and social sciences. *Science, Medicine and Man,* 1, 31-48.

Hinkle, L.E. 1977: The concept of "stress" in the biological and social sciences. In Z.J. Lipowski, D.R. Lipsitt, and P.C. Whybrow (eds), *Psychosomatic Medicine: Current Trends and Clinical Applications.* New York: Oxford University Press, 27-49.

Hinkle, L.E. 1987: Stress and disease: The concept after 50 years. *Social Science and Medicine,* 25, 561-6.

Hodgkinson, P.E., and Stewart, M. 1991: *Coping with Catastrophe: A Handbook of Disaster Management.* London: Routledge.

Holmes, T.H., and Masuda, M. 1974: Life change and illness susceptibility. In B.S. Dohrenwend and B.P. Dohrenwend (eds), *Stressful Life Events: Their Nature and Effects.* New York: John Wiley and Sons Ltd, 45-72.

Holmes, T.H., and Rahe, R.H. 1967: The social readjustment scale. *Journal of Psychosomatic Research,* 11, 213-18.

Horowitz, M.J. 1990: Stress, states, and person schemas. *Psychological Inquiry,* 1, 25-6.

House, R.J., and Rizzo, J.R. 1972: Role conflict and ambiguity as critical variables in a model of organizational behavior. *Organizational Behavior and Human Performance,* 7, 467-505.

Howard, J.H., Rechnitzer, P.A., and Cunningham, D.A. 1975: Coping with job tension – effective and ineffective methods. *Public Personnel Management,* 4, 317-26.

Howard, A., and Scott, R.A. 1965: A proposed framework for the analysis of stress in the human organism. *Behavioural Sciences,* 10, 141-60.

Howell, W.C. 1991: Human factors in the workplace. In M.D. Dunnette and L.M. Hough (eds), *Handbook of Industrial and Organizational Psychology,* Volume II, (2nd edn) Palo Alto, California: Consulting Psychologists Press, Inc, 209-69.

Ivancevich, J.M., and Matteson, M.T. 1987: Organizational level stress management interventions: A review and recommendations. In J.M. Ivancevich and D.C. Ganster (eds), *Job Stress: From Theory to Suggestion.* New York: the Haworth Press, 229-48.

Ivancevich, J.M., Matteson, M.T., Freedman, S.M., and Phillips, J.S. 1990: Worksite stress management interventions. *American Psychologist,* 45, 252-61.

Jex, S.M. 1998: *Stress and Job Performance: Theory, Research, and Implications for Managerial Practice.* London: Sage.

Jex, S.M., and Beehr, T.A. 1991: Emerging theoretical and methodological issues in the study of work-related stress. *Research in Personnel and Human Resources Management,* 9, 311-65.

Johnson, J.V. 1986: *The impact of the workplace social support, job demands, and work control under cardiovascular disease in Sweden*. Doctoral dissertation, Johns Hopkins University. Distributed by Department of Psychology, University of Stockholm, Report no. 1–86.
Johnson, M. 1991: Selye's stress and the body in the mind. *Advances, The Journal of Mind-Body Health*, 7, 38–44.
Jones, F., and Bright, J. 2001: *Stress: Myth, Theory and Research*. Harlow, England: Prentice-Hall.
Jones, F., and Kinman, G. 2001: Approaches to studying stress. In F. Jones and J. Bright. *Stress: Myth, Theory and Research*. Harlow, England: Prentice-Hall, 17–45.
Kahn, R.L. 1970: Some propositions towards a researchable conceptualisation of stress. In J.E. McGrath (ed.), *Social and Psychological Factors in Stress*. New York: Holt, Rinehart and Winston, Inc, 97–103.
Kahn, R.L., and Byosiere, P. 1992: Stress in organizations. In M.D. Dunnette and L.M. Hough (eds), *Handbook of Industrial and Organizational Psychology*, Volume III, (2nd edn). Palo Alto, California: Consulting Psychologists Press, Inc, 571–649.
Kahn, R.L. and French, J.P.R. 1962: A summary and some tentative conclusions. *Journal of Social Issues*, 18, 122–7.
Kahn, R.L., Wolfe, D.M., Quinn, R.P., Snoek, J.D., and Rosenthal, R.A. 1964: *Organizational Stress: Studies in Role Conflict and Ambiguity*. New York: John Wiley and Sons Inc.
Kanner, A.D., Coyne, J.C., Schaefer, C., and Lazarus, R.S. 1981: Comparison of two modes of stress measurement: Daily hassles and uplifts versus major life events. *Journal of Behavioral Medicine*, 4, 1–39.
Kaplan, H.B. 1996: Themes, lacunae and directions in research on psychological stress. In H.B. Kaplan (ed.), *Psychosocial Stress: Perspectives on Structure, Theory, Life Courses and Methods*. New York: Academic Press, 369–401.
Karasek, R. 1979: Job demands, job decision latitude and mental strain: Implications for job redesign. *Administrative Science Quarterly*, 24, 285–308.
Karasek, R. and Theorell, T. 1990: *Healthy Work. Stress, Productivity and the Reconstruction of Working Life*. New York: Basic Books.
Kasl, S.V. 1978: Epidemiological contributions to the study of work stress. In C.L. Cooper and R. Payne (eds.), *Stress at Work*. Chichester: John Wiley and Sons, 3–48.
Kiev, A., and Kohn, V. 1979: *Executive Stress*. New York: AMACOM.
King, L.A., and King, D.W. 1990: Role conflict and role ambiguity: A critical assessment of construct validity. *Psychological Bulletin*, 107, 48–64.
Kinicki, A.J., McKee, F.M., and Wade, K.J. 1996: Annual Review, 1991–1995: Occupational health. *Journal of Vocational Behavior*, 49, 190–220.

Kompier, M., and Cooper, C.L. 1999: Introduction: Improving work, health and productivity through stress prevention. In M. Kompier and C.L. Cooper (eds), *Preventing Stress, Improving Productivity*. London: Routledge, 1–8.

Latack, J.C. 1986: Coping with job stress: Measures and future directions for scale development. *Journal of Applied Psychology*, 71, 377–85.

Lazarus, R.S. 1966: *Psychological Stress and the Coping Process*. New York: McGraw-Hill Book Company.

Lazarus, R.S. 1977: Psychological stress and coping in adaptation and illness. In Z.J. Lipowski, D.R. Lipsitt, and P.C. Whybrow (eds), *Psychosomatic Medicine: Current Trends and Clinical Applications*, New York: Oxford University Press, 14–26.

Lazarus, R.S. 1983: Psychological stress and coping in aging. *American Psychologist*, 38, 245–54.

Lazarus, R.S. 1984: On the primacy of cognition. *American Psychologist*, 39, 124–9.

Lazarus, R.S 1984a: Puzzles in the study of daily hassles. *Journal of Behavioral Medicine*, 7, 375–89.

Lazarus, R.S. 1990: Theory based stress measurement. *Psychological Inquiry*, 1, 3–12.

Lazarus, R.S. 1990a: Authors response. *Psychological Inquiry*, 1, 41–51.

Lazarus, R.S. 1991: *Emotion and Adaptation*. New York: Oxford University Press.

Lazarus, R.S. 1991a: Cognition and motivation in emotion. *American Psychologist*, 46, 352–67.

Lazarus, R.S. 1991b: The cognitive-emotion debate: A bit of history. In T. Dalgleish and M. Power (eds), *Handbook of Cognition and Emotion*. Chichester: John Wiley and Sons Ltd, 3–19.

Lazarus, R.S. 1991c: Psychological stress in the workplace. In P.L. Perrewe, (ed.) *Handbook on Job Stress* [Special Issue] Journal of Social Behavior and Personality, 6, 1–13.

Lazarus, R.S. 1993: From psychological stress to the emotions: A history of changing outlooks. *Annual Review of Psychology*, 44, 1–21.

Lazarus, R.S. 1993a: Coping theory and research: Past, present, and future. *Psychosomatic Medicine*, 55, 234–47.

Lazarus, R.S. 1995: Vexing research problems inherent in cognitive-mediational theories of emotions – and some solutions. *Psychological Inquiry*, 6, 183–96.

Lazarus, R.S. 1998: *The Life and Work of an Eminent Psychologist: Autobiography of Richard S. Lazarus*. New York: Springer.

Lazarus, R.S. 1998a: *Fifty Years of the Research And Theory of R.S. Lazarus: An Analysis of Historical and Perennial Issues*. Mahwah, NJ: Lawrence Erlbaum Associates.

Lazarus, R.S 1999: *Stress and Emotion: A New Synthesis*. London: Free Association Books.
Lazarus, R.S. 2000: Toward better research on stress and coping. *American Psychologist*, 55, 665–73.
Lazarus, R.S. 2001: Relational meaning and discrete emotions. In Scherer, K.R., Schorr, A., and Johnstone, T. (eds), *Appraisal Processes in Emotion: Theory, Methods, Research*. Oxford: Oxford University Press, 37–67.
Lazarus, R.S., DeLongis, A., Folkman, S., and Gruen, R. 1985: Stress and adaptational outcomes: The problem of confounded measures. *American Psychologist*, 40, 770–79.
Lazarus, R.S., and Folkman, S. 1984: *Stress, Appraisal and Coping*. New York: Springer.
Lazarus, R.S. and Folkman, S. 1987: Transactional theory and research on emotions and coping. *European Journal of Personality*, 1, 141–69.
Lazarus, R.S., and Launier, R. 1978: Stress-related transactions between person and environment. In L.A. Pervin and M. Lewis (eds), *Perspectives in Interactional Psychology*. New York: Plenum, 287–327.
Leahey, T.H. 1992: *A History of Psychology: Main Currents in Psychological Thought*. Englewood Cliffs NJ: Prentice-Hall.
Le Vay, D.L. 1952: Hans Selye and a unitary conception of disease. *British Journal of the Philosophy of Science*, 3, 157–68.
Levi, L. 1990: *Four Decades of Lennat Levi's Research – A Selection*. Stockholm: Karolinska Institute.
Levi, L. 2002: Stress – an overview: International and public health perspective. In R. Ekman, and B. Arnetz (eds), *Stress: Molecules, Individuals, Organisation, Society*. Stockholm: Liber.
Levine, S., and Scotch, N.A. (eds) 1970: *Social Stress*. Chicago: Aldine Publishing Company.
Liddle, H.A. 1994: Contextualizing resiliency. In M.C. Wong and E.W. Gordon (eds), *Educational Resilience in Inner-city America*. Hillsdale, N.Y.: Earlbaum, 167–77.
Lief, A. 1948: *The Common-sense Psychiatry of Dr Adolf Meyer: Fifty-two Selected Papers Edited, with Biographical Narrative*. New York: McGraw-Hill Book Company Inc.
Lipowski, Z.J. 1977: Psychosomatic medicine: Current trends and clinical applications. In Z.J. Lipowski, D.R. Lipsitt and P.C. Whybrow (eds), *Psychosomatic Medicine: Current Trends and Clinical Applications*. New York: Oxford University Press, xiii–xix.
Lipowski, Z.J. 1977a: Psychosomatic medicine in the seventies: An overview. *American Journal of Psychiatry*, 134, 233–44.
Lipowski, Z.J. 1986a: Psychosomatic medicine: past and present: Part I Historical background. *Canadian Journal of Psychiatry*, 31, 2–7.
Lipowski, Z.J. 1986b: Psychosomatic medicine: past and present: Part II Current State. *Canadian Journal of Psychiatry*, 31, 8–13.

Lipowski, Z.J. 1986c: Psychosomatic medicine: past and present: Part III Current research. *Canadian Journal of Psychiatry*, 31, 14–21.

Love, I.N. 1994: Neurasthenia. *Journal of the American Medical Association*, 271, 1242.

Lundberg, U., Mårdberg, B. and Frankenhaeuser, M. 1994: The total workload of male and female white-collar workers as related to age, occupational level, and number of children. *Scandinavian Journal of Psychology*, 35, 315–27.

Martensen, R.L. 1994: Was neurasthenia a "legitimate morbid entity"? *Journal of the American Medical Association*, 271, 1243.

Martin, R.A. 1984: A critical review of the concept of stress in psychosomatic medicine. *Perspectives in Biology and Medicine*, 27, 443–64.

Mason, J.W. 1971: A re-evaluation of the concept of "non-specificity" in stress theory. *Journal of Psychiatric Research*, 8, 323–53.

Mason, J.W. 1972: Organization of Psychoendocrine Mechanisms: A review and reconsideration In N.S. Greenfield and R.A. Sternbach (eds), *Handbook of Psychophysiology*. New York: Holt, Rinehart and Winston Inc, 3–121.

Mason, J.W. 1975: A historical view of the stress field Part I. *Journal of Human Stress*, 1, 6–12.

Mason, J.W. 1975a: A historical view of the field of stress Part II. *Journal of Human Stress*, 1, 22–36.

McGrath, J.E. (ed) 1970: *Social and Psychological Factors in Stress*. New York: Holt, Rinehart and Winston, Inc.

McGrath, J.E. 1976: Stress and behavior in organizations. In M.D. Dunnette (ed.), *Handbook of Industrial and Organizational Psychology*. l Chicago: Rand McNally, 1351–95.

Meyer, A. 1919: The life chart and the obligation of specifying positive data in psychopathological diagnosis. In *"Contributions to medical and biological research dedicated to Sir William Osler in honour of his seventieth birthday July 12 1919."* By his pupils and co-workers, New York: Paul B. Hoeber, 1128–33.

Meyer, A. 1948: The life chart. In A. Lief (ed.), *The Common-sense Psychiatry of Dr Adolf Meyer: Fifty-two Selected Papers Edited, with Biographical Narrative*, New York: McGraw-Hill Book Company Inc, 418–22.

Monat, A., and Lazarus, R.S. (eds) 1991: *Stress and Coping* (3rd edn). New York: Columbia University Press.

Monroe, S.M. 1983: Major and minor life events as predictors of psychological distress: Further issues and findings. *Journal of Behavioral Medicine*, 6, 189–205.

Munsterberg, H. 1913: *Psychology and Industrial Efficiency*. London: Constable.

Murphy, L.R. 1984: Occupational stress management: A review and appraisal. *Journal of Occupational Psychology*, 57, 1–15.

Murphy, L.R. 1987: A review of organizational stress management research: methodological considerations. In J.M Ivancevich and D.C. Ganster (eds), *Job Stress: From Theory tTo Suggestion*. New York: The Haworth Press, 215–227.

Murphy, L.R. 1988: Workplace interventions for stress reduction and prevention. In C.L. Cooper and R. Payne (eds), *Causes, Coping and Consequences Of Stress At Work*. Chichester: John Wiley and Sons, 301–39.

Murphy, L.R., Hurrell, J.J., Sauter, S.L., and Keita, C.P. (eds) 1995: *Job Stress Interventions*. Washington, DC: American Psychological Association.

Muscio, B. 1974: *Lectures on Industrial Psychology* (2nd edn) Cambridge: Easton Hive Pub Company.

Narayanan, L., Menon, S., and Spector, P.E. 1999: Stress in the workplace: A comparison of gender and occupations. *Journal of Organizational Behavior*, 20, 63–74.

Newman, J.E., and Beehr, T.A. 1979: Personal and organizational strategies for handling job stress: A review of research and opinion. *Personnel Psychology*, 32, 1–43.

Newton, T. 1995: *"Managing" Stress: Emotion and Power at Work*. London: Sage.

Oborne, D.J. 1987: *Ergonomics at Work*. Chichester: John Wiley and Sons.

Parkes, K.R. 1994: Personality and coping as moderators of work stress processes: models methods and measures. *Work and Stress*, 8, 110–29.

Parkinson, B. 2001: Putting appraisal in context. In Scherer, K.R., Schorr, A., and Johnstone, T. (eds), *Appraisal Processes in Emotion: Theory, Methods, Research*, Oxford: Oxford University Press, 173–86.

Parkinson, B., and Manstead, A.S.R. 1992: Appraisal as a cause of emotion. In M.S. Clark (ed.), *Emotion*, London: Sage, 122–49.

Paterson, R.J., and Neufeld, R.W.J. 1989: The stress response and parameters of stressful situations. In R.W.J. Neufeld (ed.), *Advances in the Investigation of Psychological Stress*, New York: John Wiley and Sons, 7–42.

Payne, R. 1988: Individual differences in the study of occupational stress. In C.L. Cooper and R. Payne (eds), *Causes, Coping and Consequences of Stress at Work*. Chichester: John Wiley and Sons, 209–32.

Payne, R., Jick, T.D., and Burke, R.J. 1982: Whither stress research? An agenda for the 1980s. *Journal of Occupational Behaviour*, 3, 131–45.

Pearlin, L.I., and Schooler, C. 1978: The structure of coping. *Journal of Health and Social Behavior*, 19, 2–21.

Perrewe, P.L., and Zellars, K.L. 1999: An examination of attributions and emotions in the transactional approach to the organizational stress process. *Journal of Organizational Behavior*, 20, 739–52.

Pollock, K. 1988: On the nature of social stress: Production of a modern mythology. *Social Science and Medicine*, 26, 381–92.

Quick, J.C., and Quick, J.D. 1979: Reducing stress through preventive medicine. *Human Resource Management*, 18, 15–22.

Quick, J.C., and Quick, J.D. 1984: *Organizational Stress and Preventive Management*. New York: McGraw-Hill Publishing Company.

Quick, J.D., Horn, R.S., and Quick, J.C. 1987: Health consequences of stress. In J.M. Ivancevich and D.C. Ganster (eds), *Job Stress: From Theory to Suggestion*. New York: The Haworth Press, 19–34.

Quick, J.C., Quick, J.D., Nelson, D.L., and Hurrell, J.J. (eds) 1997: *Preventive Stress Management in Organizations*. Washington, DC: American Psychological Association.

Rahe, R.H., Meyer, M., Smith, M., Kjaer, G., and Holmes, T.H. 1964: Social stress and illness onset. *Journal of Psychosomatic Research*, 15, 33–9.

Reber, A.S. 1985: *The Penguin Dictionary of Psychology*. Harmondsworth, England: Penguin Books Ltd, 290.

Rizzo, J.R., House, R.J., and Lirtzman, S.I. 1970: Role conflict and ambiguity in complex organizations. *Administrative Science Quarterly*, 15, 150–63.

Rose, N. 1999: *Governing the Soul: The Shaping of the Private Self.* (2nd edn). London: Free Association Books.

Rosenberg, C.E. 1962: The place of George M Bernard in nineteenth-century psychiatry. *Bulletin of the History of Medicine*, 36, 245–59.

Rosenman, R.H., Friedman, M., Straus, R., Wurm, M., Kositchek, R., Huhn, W., and Werthessen, T. 1964: A predictive study of coronary heart disease. *Journal of the American Medical Association*, 189, 103–10.

Rosenman, R.H., Brand, R.J., Jenkins, D., Friedman, M., Straus, R., and Wurm, M. 1975: Coronary heart disease in the western collaborative group study. *Journal of the American Management Association*, 233, 872–7.

Sales, S.M. 1970: Some effects of role overload and role underload. *Organizational Behavior and Human Performance*, 5, 592–608.

Schaubroeck, J. 1999: Should the subjective be the objective? On studying mental processes, coping behavior, and actual exposure in organizational stress research. *Journal of Organizational Behavior*, 20, 753–60.

Schuler, R.S. 1980: Definition and conceptualisation of stress in organizations. *Organizational Behavior and Human Performance*, 25, 184–215.

Schwartz, L.E. and Stone, A.A. 1993: Coping with daily work problems: Contribution of problem content, appraisals, and person factors. *Work and Stress*, 7, 47–62.

Schwarzer, R., and Schwarzer, C. 1996: A critical survey of coping instruments. In M. Zeidner and N.S. Endler (eds), *Handbook of Coping:*

Theory, Research, Applications. New York: John Wiley and Sons, Inc, 107–32.

Scott, R., and Howard, A. 1970: Models of stress. In S. Levine and N.A. Scotch (eds), *Social Stress,* Chicago: Aldine Publishing Company, 259–78.

Selye, H. 1936: A syndrome produced by diverse nocious agents. *Nature,* 138, 32.

Selye, H. 1952: *The Story of the Adaptational Syndrome (told in the form of informal, illustrated lectures).* Montreal: ACTA, Inc.

Selye, H. 1956: *The Stress of Life.* New York: McGraw-Hill Book Company.

Selye, H. 1973: The evolution of the stress concept. *American Psychologist,* 61, 692–99.

Selye, H. 1975: Confusion and controversy in the stress field. *Journal of Human Stress,* 1, 37–44.

Selye, H. 1976: Forty years of stress research: principal remaining problems and misconceptions. *Canadian Medical Association Journal,* 115, 53–6.

Selye, H. 1976a: *Stress in Health and Disease.* Reading, Mass: Butterworths, Inc.

Selye, H. 1977: *Stress Without Distress.* Sevenoaks: Hodder and Stoughton.

Selye, H. 1979: *The Stress of my Life: A Scientist's Memoirs.* (2nd edn), New York: Van Nostrand and Reinhold Company.

Selye, H. 1979a: The stress concept and some of its implications. In V. Hamilton and D.M. Warburton (eds), *Human Stress and Cognition: An Information Processing Approach.* Chichester: John Wiley, 11–32.

Selye, H. 1979b: Stress, cancer and the mind. In J.Tache, H. Selye, and S.B. Day, (eds), *Cancer, Stress and Death.* New York: Plenum Medical Book Company, 11–19.

Selye, H. 1982: History and present status of the stress concept. In L. Goldberger and S. Breznitz, (eds), *Handbook of Stress: Theoretical and Clinical Aspects.* New York: Free Press, 7–17.

Selye, H. 1983: The stress concept: Past, present and future. In C.L. Cooper (ed.), *Stress Research: Issues for the Eighties.* Chichester: John Wiley and Sons, 1–20.

Selye, H. 1991: History and present status of the stress concept. In A. Monat and R.S. Lazarus (eds), *Stress and Coping,* (3rd edn). New York: Columbia University Press, 21–35.

Selye, H., and McKeown, T. 1935: Studies on the physiology of the maternal placenta in the rat. *Proceedings of the Royal Society, London* [biological], 119, 1–31.

Shalit, B. 1977: Structural ambiguity and limits to coping. *Journal of Human Stress,* 3, 32–45.

Theory, Research, Applications. New York: John Wiley and Sons, Inc, 107–32.
Scott, R., and Howard, A. 1970: Models of stress. In S. Levine and N.A. Scotch (eds), *Social Stress*, Chicago: Aldine Publishing Company, 259–78.
Selye, H. 1936: A syndrome produced by diverse nocious agents. *Nature*, 138, 32.
Selye, H. 1952: *The Story of the Adaptational Syndrome (told in the form of informal, illustrated lectures)*. Montreal: ACTA, Inc.
Selye, H. 1956: *The Stress of Life*. New York: McGraw-Hill Book Company.
Selye, H. 1973: The evolution of the stress concept. *American Psychologist*, 61, 692–99.
Selye, H. 1975: Confusion and controversy in the stress field. *Journal of Human Stress*, 1, 37–44.
Selye, H. 1976: Forty years of stress research: principal remaining problems and misconceptions. *Canadian Medical Association Journal*, 115, 53–6.
Selye, H. 1976a: *Stress in Health and Disease*. Reading, Mass: Butterworths, Inc.
Selye, H. 1977: *Stress Without Distress*. Sevenoaks: Hodder and Stoughton.
Selye, H. 1979: *The Stress of my Life: A Scientist's Memoirs*. (2nd edn), New York: Van Nostrand and Reinhold Company.
Selye, H. 1979a: The stress concept and some of its implications. In V. Hamilton and D.M. Warburton (eds), *Human Stress and Cognition: An Information Processing Approach*. Chichester: John Wiley, 11–32.
Selye, H. 1979b: Stress, cancer and the mind. In J.Tache, H. Selye, and S.B. Day, (eds), *Cancer, Stress and Death*. New York: Plenum Medical Book Company, 11–19.
Selye, H. 1982: History and present status of the stress concept. In L. Goldberger and S. Breznitz, (eds), *Handbook of Stress: Theoretical and Clinical Aspects*. New York: Free Press, 7–17.
Selye, H. 1983: The stress concept: Past, present and future. In C.L. Cooper (ed.), *Stress Research: Issues for the Eighties*. Chichester: John Wiley and Sons, 1–20.
Selye, H. 1991: History and present status of the stress concept. In A. Monat and R.S. Lazarus (eds), *Stress and Coping*, (3rd edn). New York: Columbia University Press, 21–35.
Selye, H., and McKeown, T. 1935: Studies on the physiology of the maternal placenta in the rat. *Proceedings of the Royal Society, London* [biological], 119, 1–31.
Shalit, B. 1977: Structural ambiguity and limits to coping. *Journal of Human Stress*, 3, 32–45.

Shimmin, S., and Wallis, D. 1994): *Fifty Years of Occupational Psychology in Britain*. Leicester: The British Psychological Society.

Singer, J.E., and Davidson, L.M. 1986: Specificity and stress research. In M.H. Appley and R. Trumbull (eds), *Dynamics of Stress: Physiological, Psychological and Social Perspectives*. New York: Plenum Press, 47–62.

Snyder, C.R., and Dinoff, B.L. 1999: Coping: Where have you been? In C.R. Snyder (ed.), *Coping: The psychology of What Works*. New York: Oxford University Press, 3–19.

Somerfield, M. 1997: The future of coping as we know it. *Journal of Health Psychology*, 2, 173–83.

Somerfield, M.R. and McCrae, R.R. 2000: Stress and coping research: Methodological challenges, theoretical advances and clinical applications. *American Psychologist*, 55, 620–5.

SOU 1976: *Work Environment Law*. Stockholm: Statens Offentliga Utredningar 1976:1.

Spector, P.E., Dwyer, D.J., and Jex, S.M. 1988: Relation of job stressors to affective, health, and performance outcomes: A comparison of multiple data sources. *Journal of Applied Psychology*, 73, 11–19.

Stone, I.A., and Neale, J.M. 1984: New measure of daily coping: development and preliminary results. *Journal of Personality and Social Psychology* 46, 892–906.

Sunderland, V., and Cooper, C.L. 2000: *Strategic Stress Management*. London: Macmillan Books.

Sullivan, M.D. 1990: Reconsidering the wisdom of the body: An epistemological critique of Claude Bernard's concept of the internal environment. *Journal of Medicine and Philosophy*, 15, 493–514.

Suls, J., David, J.P., and Harvey, J.H. 1996: Personality and coping: Three generations of research. *Journal of Personality*, 64, 711–35.

Tache, J. 1979: Stress as a cause of disease. In J.Tache, H. Selye, and S.B. Day, (eds), *Cancer, Stress and Death*. New York: Plenum Medical Book Company, 1–10.

Tennen, H., Affleck, G., Armeli, S., and Carney, M.A. 2000: A daily process approach to coping: Linking theory, research, and practice. *American Psychologist*, 55, 626–36.

Theorell, T. (ed) 1997: Future worklife: Special issue in honour of Lennart Levi. *Scandinavian Journal of Work, Environment, and Health 23, Suppl.4*.

Torrington, D.P., and Cooper, C.L. 1977: The management of stress in organizations and the personnel initiative. *Personnel Review*, 6, 48–54.

Trumbull, R., and Appley, M.H. 1967: Some pervading issues. In M.H. Appley and R. Trumbull (eds), *Psychological Stress: Issues in Research*. New York: Appleton-Century-Crofts, 400–12.

Valentine, E.R. 1982: *Conceptual Issues in Psychology*. London: George Allen and Unwin.

Van Harrison, R. 1978: Person-environment fit and job stress. In C.L. Cooper and R. Payne (eds), *Stress at Work*, Chichester: John Wiley and Sons, 175-205.

Van Sell, M., Brief, A.P., and Schuler, R.S. 1981: Role conflict and role ambiguity: Integration of the literature and directions for future research. *Human Relations*, 34, 43-71.

Viney, W. 1993: *A History of Psychology: Ideas and Context*. Boston: Allyn and Bacon.

Viteles, M.S. 1932: *Industrial Psychology*. New York: W.W. Norton.

Watson, D. 1990: On the dispositional nature of stress measures: Stable and non-specific influences on self-reported hassles. *Psychological Inquiry*, 1, 34-7.

Weber, H., and Laux, L. 1990: Bringing the person back into stress and coping measurement. *Psychological Inquiry*, 1, 37-40.

Wittkower, E.D. 1977: Historical perspective of contemporary psychosomatic medicine. In Z.J. Lipowski, D.R. Lipsitt and P.C. Whybrow (eds), *Psychosomatic Medicine: Current Trends and Clinical Applications*. New York: Oxford University Press, 3-13.

Wolfe, D.M., and Snoek, J.D. 1962: A study of tensions and adjustment under role conflict. *Journal of Social Issues*, 18, 102-21.

Wolff, H.G. 1950: Life stress and bodily disease – A formulation. In H.G. Wolff, S.G. Wolf and C.C. Hare (eds), *Life Stress and Bodily Disease*. New York: Hafner Publishing Company Inc, 1059-94.

Wolff, H.G 1953: *Stress and Disease*. Springfield Ill: Charles G. Thomas.

Wolff, H.G., Wolf, S.G., and Hare, C.C. (eds) 1950: *Life Stress and Bodily Disease*. New York: Hafner Publishing Company Inc.

Wozniak, R.H. 1992: *Mind and Body: Rene Descartes to William James*. Available: http://serendip.brynmawr.edu.

Zander, A., and Quinn, R. 1962: The social environment and mental health: A review of past research at the Institute for Social Research. *Journal of Social Issues*, 18, 48-66.

Zajonc, R.B. 1980: Feeling and thinking: preferences need no inferences. *American Psychologist*, 35, 151-75.

Zajonc, R.B. 1984: On the primacy of Affect. *American Psychologist*, 39, 117-23.

■ 事項索引 ■

●あ
ISRモデル　112, 113
アメリカン・サイコロジスト　54, 87

●い
怒り　19, 60
意識　85, 86
一次的評定　83
一次予防　123
意味　137
医療心理学　48

●う
ウェイズ・オブ・コーピング　95
ウェイズ・オブ・コーピング・インタビュー調査票　79
ウェイズ・オブ・コーピング調査票　92, 94
ウエスタン・コラボレーティブ・グループ・スタディ　59

●え
影響的な介入　122
エルゴノミックス　72

●お
OSI職業ストレス検査　103, 125

●か
害／損失　83
外部環境　7
活力　18
カロリンスカ研究所ストレス研究室　68
還元主義　8
感情　80, 87-90, 96, 97, 110, 133, 136
冠動脈疾患（CHD）　59, 61

●き
記述　137
機能主義　12
脅威　47, 83
恐怖　19

●く
苦難　4, 12

●け
警告期　28
警告信号　33
警告反応　28, 32
血圧　70
決定の自由度　68
研究倫理　140

●こ
コア・リレーショナル・テーマ　96
コア・リレーショナル・ミーニングズ　80, 96
恒常性　7, 17, 18, 21, 31
構造化面接（SI）　60
行動主義　65
交絡　53
コーピング　35, 49, 64, 79, 84, 88, 90, 91, 95, 97, 115, 116, 118
国立職業安全保健研究所（NIOSH）　126
個人－環境適合モデル（P-Eフィットモデル）　112
個人差　62, 77, 82
個人的意味　82

●さ
最近時生活目録（SRE）　49
サイコロジカル・アブストラクト　2,

159

90, 106
最初の仲介者　33
サイバネティクス・モデル　114
産業心理学　70
産業保健心理学　126
産業保健心理学雑誌　126
三次予防　123

●し
シェフィールド大学産業心理学研究所
　　126
ジェンダー　70
刺激－生体－反応（S-O-R）モデル　65, 77
刺激－反応（S-R）モデル　65, 77
仕事のコントロール　68
仕事のストレッサー　103, 105, 108
自助　120
実際的な介入　122
質的過重　104
自動的な評定　86
社会再適応　50
社会再適応評価尺度（SRRS）　48, 49
社会的恒常性　21
ジェンキンス・アクティビティ・サーベイ（JAS）　60
従業員支援プログラム（EAP）　123
主観的な適合　88
情動　87
情動焦点型　93, 119
神経エネルギーの枯渇　5
神経衰弱　6, 10
神経の不調　5
神経の摩耗　6
心身医学　16, 45
心的外傷後ストレス障害（PTSD）　126

●す
推論的見方　132

ストレイン　12, 108, 109, 114
ストレス　2, 4, 12, 19, 23, 26-30, 39, 44, 61, 73, 77, 96, 109, 130, 138
　快――　31
　高――　31
　工学的――　12
　情動――　20
　職業上の――　106
　職業性――　100, 105, 106, 110, 115, 116, 128
　職務――　105
　生物学的――　26, 29
　――反応　27, 34, 36
　――ホルモン　67, 70
　戦争――　27
　心理学的――　81, 132
　非特異的――　25
　不快――　31
ストレス・サイクル・モデル　114
ストレス・マネジメント　120, 122, 124
ストレスフル・ライフイベント　46, 50
ストレッサー　29, 36, 107, 108

●せ
生気論者　8
精神衛生学　15
精神障害の分類と診断の手引き（第3版）（DSM-Ⅲ）　127
精神神経免疫学　41
精神生物学　47
摂取プロセス　132
ゼネラル・システムズ・アプローチ　114

●そ
ソーシャルサポート　69
組織心理学　70, 106
組織文化　100

●た
態度　110
タイプA　58, 61
タイプB　59, 61
タビストック研究所　72
弾性の法則　4

●ち
知覚　82
調整機能　7
挑戦　83
直接影響　63

●て
抵抗期　28
デイリーアップリフツ　52
デイリーハッスルズ　52, 56
デイリーハッスルズとアップリフツ
　　51, 53, 57
敵意　60
適応障害　28, 33
適応力　28, 29
デフュージング　127
デブリーフィング　127
デマンド－コントロールモデル　69, 114

●と
闘争－逃走反応　19, 22, 33
特異性理論　45
特異的反応　28, 34
特性論的アプローチ　91
努力量　93

●な
内部環境　7, 18, 21

●に
二次的評定　83
二次予防　123

ニュールック心理学　57, 65, 77
認知　87
認知心理学　66
認知的媒介プロセス　66
認知的媒介アプローチ　83
認知的評定　54, 55, 56, 108
認知的無意識　86

●の
ノッティンガム大学産業保健機構
　　（I-WHO）　126

●は
バークリー・ストレス・コーピング・プ
　　ロジェクト　78, 81, 91, 92, 97
パーソナリティ　55, 58
ハーディネス　64
バーンアウト　110
ハッスルズ・アップリフツスケール
　　54, 79
ハッスルズスケール　52, 54
発達的理由　135
汎適応症候群（GAS）　26, 28, 29, 33

●ひ
ひずみ　4
否定的感情　64
非特異性　34
非特異的症候群　26
非特異的反応　28, 34
疲憊期　28
ヒューマンファクター　73
評定　78, 80, 81, 83, 85, 86, 89, 90, 97
疲労　14

●ふ
ファセット・アナリシス　105
不安　47
負荷　4
プロセス論的アプローチ　91

161

文脈的理由　　135

●ほ
防御−適応反応　　37
防御反応　　47
方法論的貴重さ　　140
ポジティブな感情　　83, 110
本能　　19

●ま
まさに病気である症候群　　24
マンチェスター大学科学技術研究所
　　（UMIST）　　126

●み
ミシガン大学社会調査研究所（ISR）
　　100, 111
ミシガン大学調査研究センター　　71

●む
無意識　　85, 86

●め
メディエーター　　63

●も
モデレーター　　63
問題焦点型　　93, 119

●や
役割あいまいさ　　101, 102, 105, 107,
　　121
役割過重　　103, 104-105
役割過小　　104
役割葛藤　　101, 102, 105, 107, 121

●ゆ
有害因子　　29

●ら
ライフイベント　　53, 56, 57, 88
ライフイベントと困難に関する目録（LEDS）
　　56
ライフチェンジユニット（LCU）　　50
ライフチャート　　47, 48

●り
利得　　83
量的過重　　104

●れ
レベル１の予防　　122
レベル２の予防　　122

●ろ
労働生活の質　　121
ローカスオブコントロール　　64

人名索引

●A
Abbott, A.　132
Aldwin, C. M.　92
Alexander, F.　45
Arnetz, B.　70
Arnold, M. B.　82, 83, 85
Ashforth, B. E.　110

●B
Barling, J.　125
Bartlett, D.　3
Beard, G.　6
Beehr, T. A.　100, 105, 106, 109, 112, 120, 122
Belcourt, M. L.　117
Bernard, C.　7 , 31, 37
Bhagat, R.　113
Booth-Kewley, S.　62
Brief, A. P.　102
Brown, G. W.　56
Burke, R. J.　115, 117
Byosiere, P.　109

●C
Cannon, W. B.　16, 31
Caplan, R. D.　113
Cartwright, S.　125
Cobb, S.　113
Cohen, F.　79
Cooper, C. L.　103, 105, 106, 114, 121, 125, 126
Costa, P. T.　55
Cox, T.　63, 105, 106, 114, 126
Cummings, T. G.　114

●D
Darwin, C.　8

DeLongis, A.　54
Descartes, R.　5
Dodson, M.　53
Dohrenwend, B. P.　50, 51, 53, 54
Dohrenwend, B. S.　50, 53, 56
Doublet, S.　3 , 6 , 12, 21, 31, 34, 35

●E
Eulberg, J. R.　113

●F
Ferguson, E.　63
Folkman, S.　54, 80, 94, 119
Frankenhaeuser, M.　69
Franz, T. M.　120
Fredericq, L.　17
Freedman, S. M.　124
French, J. P. R.　71, 72, 113
Friedman, H. S.　62
Friedman, M.　59

●G
Gardell, B.　68
Gavin, J. F.　121
Griffiths, A.　125
Grinker, R. R.　82

●H
Healy, D.　127
Hearnshaw, L. S.　14
Hinkle, L. E.　20, 38
Holmes, T. H.　48, 49
Hooke, R.　4
Horn, R. S.　123
House, R. J.　102
Humphrey, R. H.　110
Hurrell, J. J.　123, 124

163

● I
Ivancevich, J. M.   124

● J
Jackson, S. E.   102
James, W.   13
Jex, S. M.   103, 104, 112
Jick, T. D.   115

● K
Kahn, R. L.   71, 72, 101-104, 109, 111, 112, 116, 121
Kanner, A. D.   51
Karasek, R.   69, 114
Keita, C. P.   123

● L
Lazarus, R. S.   23, 34, 51, 54-58, 65-67, 76, 77, 79-92, 94, 95, 97, 110, 111, 115, 118, 124, 133, 134, 140
Levi, L.   68, 70
Lief, A.   48
Lirzman, S. I.   102

● M
Mackey, C.   106, 114
Manstead, A. S. R.   89
Marshall, J.   105, 106
Mason, J. W.   30, 32, 34, 35, 40
Matteson, M. T.   124
McCrae, R. R.   55, 115
McGrath, J. E.   112, 114
Menon, S.   104
Meyer, A.   47
Monat, A.   34
Monroe, S. M.   53
Munsterberg, H.   14
Murphy, L. R.   122, 123

● N
Narayanan, L.   104
Nelson, D. L.   124
Neufeld, R. W. J.   133
Newman, J. E.   100, 105, 109, 122
Newton, T.   3, 14, 22, 132

● P
Parkinson, B.   89
Paterson, R. J.   133
Payne, R.   62, 63, 115, 118
Perrewe, P. L.   108
Phillips, J. S.   124
Pollock, K.   10

● Q
Quick, J. C.   122, 123
Quick, J. D.   122, 123
Quinn, R.   100

● R
Rahe, R. H.   48, 49
Rizzo, J. R.   102
Rodger, W.   113
Rosenman, R. H.   59

● S
Sales, S. M.   104
Sauter, S. L.   123, 126
Schuler, R. S.   102
Schwarzer, C.   94
Schwarzer, R.   94
Selye, H.   23
Shrout, P. E.   51, 53, 54
Sloan, S. J.   103, 125
Snoek, J. D.   117
Somerfield, M. R.   115
Spector, P. E.   104
Spiegel, J. P.   82

● T
Tache, J.　33
Tetrick, L.　126
Theorell, T.　69
Torrington, D. P.　121

● V
Van Sell, M.　102
von Euler, U.　67

● W
Watson, D.　55

Weekley, J.　113
Williams, S.　103, 125
Wolfe, D. M.　117
Wolff, H. G.　37, 131
Wozniak, R. H.　6

● Z
Zajonc, R. B.　86-88
Zander, A.　100
Zellars, K. L.　108

■ 訳者あとがき ■

　本書は，Cooper, C.L. & Dewe, P（2004）の"Stress: A brief history. Blackwell."を邦訳したものです。訳者の知る限り，ストレスの歴史に焦点をあてて書かれた，わが国最初の訳書ではないかと思います。
　現在，ストレスに関する書籍は多数出版されているものの，なぜそのような概念が取り上げられるようになったのか，なぜラザラスなどの研究者が注目を集めるようになってきたのか，などを歴史的視点から詳述した書籍はおそらく他には存在しません。また，本書では，いままでのストレスに関する書籍ではあまり取り上げられることのなかったジョージ・ビアードやハロルド・ウォルフなどによる研究の紹介や，スウェーデンのストレス研究，職業性ストレス研究，さらには産業保健心理学や心的外傷後ストレス障害などの最近注目を集める話題も取り上げています。特に職業性ストレス研究や産業保健心理学は近年の大学院大学の急激な設置等による社会人学生の増加により，ストレス心理学や健康心理学，産業・組織心理学などに関する講義の中心的な位置を占めています。このような意味で，ストレスに関する基礎的な話題と，職業性ストレス研究などの応用的な話題とを網羅する本書は，講義でのテキスト，あるいは卒業論文や修士論文などの資料として，心理系だけではなく医学系，看護系などの幅広い学生が学習するために最適の書籍であるといえるでしょう。本書をお読みいただくことで，先賢たちの思想の片鱗にふれることができるだけではなく，読者のみなさまの今後のご研究に役立つアイディアが得られることを確信いたします。
　本書は，原谷隆史先生（独立行政法人産業医学総合研究所）主催の「職業性ストレス研究会」の会員有志10名で，2004年7月から2005年3月にかけて行なってきたストレスについての勉強会で，テキストとして使用してきたものです。「新しく，基本的な内容が盛り込まれていて，なにより分量が少なくて英語が読みやすい」ということが，本書を選択した理由です。しかし，本書をじっくりと読み進めていくうちに，なかな

か奥が深く，読み物としても非常に面白いことがわかりました。たまたま2004年9月に，関西大学で日本心理学会の第68回大会があり，そこで北大路書房の方とお話をさせていただいたのが，訳書を出版することになったきっかけです。

　本書の翻訳は，以下の点に注意しました。第一に，ストレスの分野では，「ウェルビーイング」「コア・リレーショナル・テーマ」など，日本ではまだ訳語が統一されていない用語があります。このような用語は，カタカナでそのまま表記することにしました。第二に，文中で補足説明が必要と思われる場所には，適宜訳註を挿入しました。また図表については，著作権上の理由により，残念ながら掲載することができませんでした。本文中に図表が掲載されている文献を示しましたので，必要に応じてご参照いただければと思います。

　本書の出版には，多数の方々のご協力を得ました。まずは，本書の訳者となっていただいた独立行政法人産業医学総合研究所の岩崎健二先生，人材育成コンサルタントの高橋修先生，日本赤十字武蔵野短期大学の京谷美奈子先生，財団法人鉄道総合技術研究所／早稲田大学文学研究科の鈴木綾子先生に感謝申し上げます。また，勉強会にご参加いただいた早稲田大学人間科学研究科の石澤桂子先生，文教大学人間科学研究科の菅原奈都美先生，曽田紀子先生，田中康恵先生，聖隷予防検診センターの川嶋修司先生にも感謝申し上げます。さらに，翻訳権や編集等については，北大路書房の奥野浩之氏，北川芳美氏に多大なご支援をいただきました。この場をお借りして，御礼申し上げます。

2006年2月
訳者を代表して
大塚　泰正

【訳者一覧】

大塚　泰正　　広島大学大学院教育学研究科講師
　　　　　　　〔はしがき，第1章，第6章〕

岩崎　健二　　(独)労働安全衛生総合研究所有害性評価研究グループ部長
　　　　　　　〔第3章〕

高橋　　修　　浜松学院大学現代コミュニケーション学部講師
　　　　　　　〔第5章〕

京谷美奈子　　日本赤十字武蔵野短期大学専攻科地域看護学専攻講師
　　　　　　　〔第2章〕

鈴木　綾子　　(財)鉄道総合技術研究所人間科学部研究員
　　　　　　　〔第4章〕

ストレスの心理学 ―その歴史と展望―

2006年3月20日　初版第1刷発行
2008年4月20日　初版第2刷発行

定価はカバーに表示
してあります。

著　者　C. L. クーパー
　　　　P. デューイ
訳　者　大　塚　泰　正
　　　　岩　崎　健　二
　　　　高　橋　　　修
　　　　京　谷　美奈子
　　　　鈴　木　綾　子
発　行　所　㈱北大路書房

〒603-8303　京都市北区紫野十二坊町12-8
　　電　話　(075) 4 3 1 - 0 3 6 1代
　　ＦＡＸ　(075) 4 3 1 - 9 3 9 3
　　振　替　0 1 0 5 0 - 4 - 2 0 8 3

Ⓒ2006　　　　制作／見聞社　印刷・製本／㈱太洋社
　　　検印省略　落丁・乱丁本はお取り替えいたします。

ISBN978-4-7628-2495-1　　Printed in Japan